Moniera Alkenani
Nawal Mohamed

Resistência à artemisinina-piperaquina (Artiquic) no Sudão

Moniera Alkenani
Nawal Mohamed

Resistência à artemisinina-piperaquina (Artiquic) no Sudão

Multiplicidade da infeção por Plasmodium falciparum, parasitemia e idade como factores de previsão da resistência ao Artiquic no Sudão

ScienciaScripts

Cover image: www.ingimage.com

This book is a translation from the original published under ISBN 978-3-659-87033-0.

Publisher:
Sciencia Scripts
is a trademark of
Dodo Books Indian Ocean Ltd. and OmniScriptum S.R.L publishing group

120 High Road, East Finchley, London, N2 9ED, United Kingdom
Str. Armeneasca 28/1, office 1, Chisinau MD-2012, Republic of Moldova, Europe
Managing Directors: Ieva Konstantinova, Victoria Ursu
info@omniscriptum.com

Printed at: see last page
ISBN: 978-620-8-64692-9

A ALMA DA MINHA MÃE

O MEU PAI AMADO

O MEU MARIDO AMADO

OS MEUS IRMÃOS

AS MINHAS IRMÃS

A MINHA FILHAHEBA

OS MEUS AMIGOS

Agradecimentos

Em nome de Deus, clementíssimo e misericordioso, que me deu forças para concluir esta obra.

Gostaria de agradecer à minha supervisora, a Dra. Nawal Tagelsir, pela sua dedicada supervisão.

Gostaria de expressar a minha profunda gratidão ao Programa de Controlo da Malária, o principal patrocinador deste trabalho.

Agradeço muito a ajuda ilimitada que recebi do ustaz Salah Eldein Gumaa (TMRI) durante o trabalho de laboratório e da sua equipa: a Sra. Amanda, a Sra. Rania e a Sra. Ebtehal, chefe do departamento de Epidemiologia (TMRI).

Muito obrigada à minha amiga Huda Ahmed.

Agradecimentos especiais ao Professor Atif Elagib e ao Dr. Mubarak Mustafa

Os meus sinceros agradecimentos à Professora Badria B. Eisayed e ao Dr. Mohammed Eltayeb Ahmed pela sua grande ajuda e conselhos.

Um agradecimento especial à minha família, Sr. Mukhalse, AbdEllteaf, Esmail e SharfEldan.

ÍNDICE DE CONTEÚDOS

Capítulo I
Introdução e revisão da literatura

1.1. Situação recente da malária:

A malária é uma das doenças tropicais mais comuns e graves do mundo, tem um impacto enorme na saúde humana e é a segunda maior causa de morte do mundo, a seguir à tuberculose. A malária é uma doença complexa que varia muito em termos de epidemiologia e de manifestações clínicas em diferentes partes do mundo. Esta variabilidade resulta de factores como as espécies de parasitas da malária que prevalecem numa determinada área, a sua suscetibilidade aos medicamentos antimaláricos habitualmente utilizados ou disponíveis, a distribuição e a eficiência dos mosquitos vectores, o clima e outras condições ambientais e o comportamento e nível de imunidade adquirida das populações humanas expostas. Em particular, as crianças pequenas, as mulheres grávidas e os visitantes não imunes de zonas maláricas correm o maior risco de contrair doenças graves ou fatais.

Em 2013, havia 97 países e territórios com transmissão de paludismo em curso e 7 países em fase de prevenção da reintrodução, perfazendo um total de 104 países e territórios em que o paludismo é atualmente considerado endémico. A nível mundial, estima-se que 3,4 mil milhões de pessoas estejam em risco de contrair paludismo. A OMS estima que, em 2012, ocorreram 207 milhões de casos de paludismo a nível mundial e 627 000 mortes. A maioria dos casos (80%) e das mortes (90%) ocorreu em África e a maioria das mortes (77%) ocorreu em crianças com menos de 5 anos de idade. Entre 2000 e 2012, as taxas estimadas de mortalidade por malária diminuíram 42% em todos os grupos etários e 48% em crianças com menos de 5 anos de idade em todo o mundo e 49% na região africana (OMS, 2013).

Com base nos dados comunicados, 59 dos 103 países que tinham transmissão de paludismo em curso em 2000 estão a cumprir a meta do Objetivo de Desenvolvimento do Milénio (ODM) de inverter a incidência do paludismo. Destes, 52 estão no bom caminho para atingir os objectivos da iniciativa Fazer Recuar o Paludismo (RBM) e da Assembleia Mundial da Saúde de reduzir as taxas de incidência de casos de paludismo em 75% até 2015, incluindo 8 países da Região Africana. Desde o ano 2000, mais de metade dos países que tinham transmissão de paludismo em curso em 2000 registaram reduções na incidência de paludismo confirmado, ou nas admissões e mortes notificadas (ou ambas) (OMS, 2013).

O fardo da malária aumentou em consequência da resistência aos medicamentos e insecticidas e de uma deterioração geral dos serviços de saúde primários. A resistência aos medicamentos antipalúdicos é um importante problema de saúde pública que dificulta o controlo da malária. A resistência do *Plasmodium falciparum*

aos medicamentos antimaláricos tradicionais (como a cloroquina, a sulfadoxina-pirimetamina, a amodiaquina e a mefloquina) é um problema crescente e pensa-se que contribuiu para o aumento da mortalidade por paludismo nos últimos anos (OMS, 2010). A resistência à cloroquina foi agora documentada em todas as regiões, exceto na América Central e nas Caraíbas. Existe uma resistência de alto nível à sulfadoxina-pirimetamina em todo o Sudeste Asiático e cada vez mais em África, e a resistência à mefloquina é comum nas zonas fronteiriças do Camboja, Myanmar e Tailândia (OMS, 2010; WWARN, 2013).
O aumento da resistência aos medicamentos levou vários países a mudar as suas políticas nacionais de tratamento para ACTs de terapia combinada à base de Artemis inin. A monitorização contínua da eficácia e da resistência aos medicamentos antipalúdicos é fundamental para reformar a política de tratamento e assegurar a deteção precoce de padrões de resistência em mudança. A resistência está a ocorrer como consequência de vários factores, incluindo práticas de tratamento deficientes, adesão inadequada dos pacientes aos regimes antipalúdicos prescritos e disponibilidade generalizada de monoterapias à base de artemisinina e formas de medicamentos antipalúdicos de qualidade inferior.
A necessidade de prevenir as infecções por malária e as doenças subsequentes, bem como de proporcionar o acesso a um tratamento rápido utilizando combinações mais recentes de medicamentos eficazes, é cada vez mais urgente.

1.2 Os parasitas da malária:

A malária é causada por protozoários parasitas do género Plasmodium, família Plasmoididae, subordem Haemo sporidiidae, ordem Coccidia. Mais de 120 espécies de Plasmodium encontram-se no sangue de mamíferos, répteis e aves. As espécies de Plasmodium que infectam o ser humano são *o Plasmodium falciparum, o Plasmodium vivax, o Plasmodium malariae* e *o Plasmodium ovale.* Desde 1960, foi registado um total de sete espécies de malária de macaco astransmissíveis ao homem pela picada de mosquito: *Plasmodium cynomolgi, Plasmodium brasilianum, Plasmodium eylesi, Plasmodium knowlesi, Plasmodium inui, Plasmodium schwetzi* e *Plasmodium simium* . Com exceção do *Plasmodium knowlesi* e do *Plasmodium cynomolgi,* nenhuma das outras espécies foi encontrada a infetar seres humanos na natureza (Bronner, *et al*, 2009 e Ta, *et al*, 2014).
O ciclo de vida das espécies de plasmodium é reconhecido taxonomicamente pela presença de dois tipos de divisão: esquizogonia no hospedeiro vertebrado e esporogonia no inseto vetor.
O Plasmodium falciparum está disseminado nos países tropicais e subtropicais, mas predomina na maioria dos países africanos. Causa a forma mais grave e letal da

doença e é responsável por cerca de 80% do total de infecções por malária e mais de 90% do total de mortes em todo o mundo.

1.2.3. Transmissão e epidemiologia da malária:

A distribuição geográfica da malária varia consoante a espécie. *O Plasmodium vivax* tem a distribuição geográfica mais alargada; é predominante em muitas zonas temperadas, mas também nas regiões subtropicais e tropicais. *O Plasmodium falciparum* é a espécie mais comum nas regiões tropicais e subtropicais. *O Plasmodium malariae* está presente de forma irregular na mesma área que *o Plasmodium falciparum,* mas é muito menos comum. *O Plasmodium ovale* encontra-se principalmente na África tropical, mas também ocasionalmente no *Pacífico* Ocidental. *O Plasmodium knowlesi,* que normalmente infecta macacos macacos, é agora considerado como uma quinta espécie de *Plasmodium* causadora de malária nos seres humanos e encontra-se na Malásia e nos países do Sudeste Asiático. O primeiro caso de *Plasmodium cynomolgi, que* geralmente infecta macacos macacos, foi relatado na Malásia em 2011.

A transmissão natural da infeção da malária ocorre através da exposição à picada de fêmeas infectadas do mosquito Anopheles. A alteração entre o ser humano e o mosquito hospedeiro representa o ciclo biológico de transmissão do parasita da malária. O risco de infeção por malária não só tem efeitos na sobrevivência, mas também nos serviços de saúde e, em última análise, no desenvolvimento económico das comunidades e das nações. Gallup e Sachs (1998) argumentaram que a persistência da malária endémica nas regiões tropicais e subtropicais contribui significativamente para um estado perpétuo de crescimento económico deprimido.

As caraterísticas epidemiológicas do paludismo numa comunidade dependem da quantidade e duração da transmissão e da diversidade das espécies de parasitas envolvidas. O clima, a ecologia local e o controlo ativo afectam a capacidade dos parasitas e vectores coexistirem durante tempo suficiente para permitir a transmissão. A frequência da transmissão, ou endemicidade, depende da densidade e da infecciosidade dos vectores Anopheline e também das flutuações das fontes de infeção, portadores de gametócitos. Estas caraterísticas dependem também de uma série de caraterísticas climáticas, físicas e populacionais de uma determinada comunidade. O fator mais importante que influencia o risco de um mau estado de saúde após a infeção é a imunidade. No entanto, os riscos de uma complicação grave ou de um desfecho fatal após a infeção dependem de uma vasta gama de outros factores, incluindo a genética do hospedeiro, as caraterísticas comportamentais relacionadas com a gestão precoce da doença, a nutrição e a variação dos fenótipos do parasita. (Warrell e Gilles, 2002).

1.2.3. Caraterísticas clínicas da malária:

As infecções da malária são assintomáticas durante a fase hepática e os sintomas clínicos não se desenvolvem até à rutura dos eritrócitos infectados. A malária causa uma doença febril aguda que pode ser caracterizada por paroxismos febris periódicos que ocorrem a cada 48 ou 72 horas, com intervalos febris assintomáticos e uma tendência para recrudescer ou ter uma recaída durante períodos de meses a muitos anos.

Em geral, todas as espécies de malária humana podem apresentar sintomas não específicos, que incluem dor de cabeça, febre, arrepios, náuseas, vómitos, anorexia, dores musculares e dores nas articulações. Todos estes sintomas tendem a correlacionar-se com outras doenças, como infecções do trato urinário e constipações, gripes e infecções da garganta.*O Plasmodium falciparum é* a única espécie que causa insuficiência renal aguda, devido ao sequestro de eritrócitos parasitados nos vasos glomerulares e intersticiais, para além da redução do fluxo renal e do fornecimento de oxigénio (Day, *et al.,* 1997).

Os mecanismos associados à patogénese *do Plasmodium falciparum* são ainda largamente desconhecidos; no entanto, pensa-se que a capacidade do parasita para se sequestrar no sistema vascular profundo, juntamente com a elevada taxa de multiplicação, são caraterísticas fundamentais. A gravidade e a evolução de um ataque de paludismo dependem da espécie e da estirpe do parasita infetante, da origem geográfica da infeção, da idade do indivíduo, do estado de saúde geral, do estado nutricional, do estado de imunidade e da constituição genética do doente, bem como de qualquer quimioprofilaxia ou quimioterapia que tenha sido utilizada. É certo que não existem caraterísticas de diagnóstico clínico absolutamente específicas da malária, exceto os paroxismos regulares de febre com intervalos praticamente assintomáticos (Warrell e Gilles, 2002).

O padrão clínico da malária varia de acordo com a endemicidade das áreas. Em zonas onde as infecções são pouco frequentes, uma elevada proporção de indivíduos infectados desenvolve complicações como insuficiência renal, síndrome de dificuldade respiratória, paludismo cerebral, perturbações hemorrágicas e choque. Em zonas de elevada endemicidade, onde o paludismo mais grave é observado em crianças, o paludismo cerebral, a anemia grave e a angústia respiratória são as formas dominantes de paludismo grave; a insuficiência renal e as perturbações hemorrágicas são pouco frequentes. Quando os níveis de transmissão são muito elevados e a doença mais grave é observada em crianças com idade inferior a dois anos, a anemia é a forma mais frequente de paludismo grave. O paludismo cerebral é geralmente mais frequente em zonas onde a transmissão é ligeiramente menos intensa e onde o paludismo é mais prevalente em crianças mais velhas (Greenwood, 2000).

1.2.4. Genoma do parasita da malária:

O genoma do *Plasmodium falciparum* é constituído por 14 cromossomas lineares com um total de 25-30 megabases de ADN nuclear com aproximadamente 5300 genes codificadores de proteínas, um fragmento mitocondrial de um elemento repetido de 6 kb e um elemento circular de 35 kb no apicoplasto. Como consequência de deleções contínuas e de eventos de crossing over e rearranjo que ocorrem preferencialmente nas suas regiões teloméricas, os cromossomas diferem consideravelmente em tamanho (Corcoran, *et al.,* 1986).
O genoma é extremamente rico em A/T (80%), o que tem dificultado as estratégias de sequenciação convencionais devido à instabilidade dos fragmentos genómicos em clones bacterianos *de Escherichia coli.* Entretanto, foram estabelecidas várias construções de clones artificiais de levedura (YAC), que permitem uma manutenção estável de fragmentos de clones de *Plasmodium falciparum.*

As informações atualmente disponíveis permitiram, através da análise *in silico* da semelhança genética com outros organismos, localizar e atribuir uma função a cerca de 40% dos genes, muitos dos quais codificam proteínas de vias metabólicas. Após a determinação dos padrões de transcrição e a identificação das sequências codificantes, as informações sobre as sequências finalmente fornecidas servirão de base para análises pormenorizadas das proteínas relevantes, das vias metabólicas específicas dos parasitas e, além disso, para a identificação de alvos para novos medicamentos e vacinas.

1.3. Controlo da malária:

Existem muitas estratégias de controlo do paludismo, mas nenhuma é adequada e acessível em todos os contextos. Os esforços de controlo e prevenção do paludismo têm de ser concebidos para o ambiente específico em que serão utilizados e têm de ter em conta a epidemiologia local do paludismo e o nível de recursos disponíveis e de vontade política.

Os esforços de controlo epidemiológico começaram por ser dirigidos contra os vectores do mosquito *Anopheles*, que rapidamente desenvolveram resistência aos insecticidas aplicados em massa. A medicina atual procura desenvolver vacinas protectoras ou medicamentos diretamente contra o parasita. No final dos anos 50 e início dos anos 60, a erradicação da malária parecia possível porque o parasita não tem um reservatório animal e existiam agentes eficazes para interromper a transmissão ou para obter uma cura radical. Com base nestas observações, a Organização Mundial de Saúde (OMS) liderou projectos de erradicação da malária recorrendo à pulverização residual em recintos fechados e a grandes programas de administração maciça de medicamentos com cloroquina (CQ) e pirimetamina. A resistência dos mosquitos vectores ao DDT e o aparecimento e propagação da resistência à pirimetamina e, mais tarde, à cloroquina, comprometeram ainda mais os programas de administração maciça de medicamentos e a estratégia de erradicação.

Foram desenvolvidas várias estratégias para controlar e prevenir a malária. Estas estratégias envolvem a redução do número de vectores, a redução do contacto entre mosquitos e seres humanos e a utilização de quimioprofilaxia e vacinas para reduzir o reservatório do hospedeiro.

O desenvolvimento e a propagação de estirpes de parasitas da malária resistentes aos medicamentos foram identificados como um fator-chave deste ressurgimento e constituem um dos maiores desafios actuais para o controlo da malária. A Conferência Ministerial realizada em Amesterdão, em 1992, adoptou uma estratégia global de controlo da malária destinada a prevenir a mortalidade e a reduzir a morbilidade. Uma das suas componentes é o diagnóstico precoce e o tratamento imediato, este último baseado em medicamentos antipalúdicos acessíveis, como a cloroquina e a sulfadoxina-pirimetamina. No entanto, a resistência do Plasmodium falciparum à cloroquina e à sulfadoxina-pirimetamina e, mais recentemente, a resistência do *P. vivax* à cloroquina comprometeram esta estratégia e aumentaram a necessidade de novos medicamentos antipalúdicos ou de combinações de medicamentos a preços acessíveis. (Talisuna, *et al.* 2004).

Devido às estratégias de controlo eficazes adoptadas a nível mundial, as taxas estimadas de mortalidade por malária diminuíram 42% entre 2000 e 2012 em todos os grupos etários e 48% nas crianças com menos de 5 anos de idade.
Dos 97 países com transmissão em curso em 2013, 12 são classificados como estando na fase de pré-eliminação do controlo da malária e 7 como estando na fase de eliminação. Outros 7 países estão classificados como estando na fase de prevenção da introdução. Em 2012, a Região Europeia notificou apenas 255 casos autóctones; por conseguinte, está perto de atingir o objetivo de eliminar o paludismo da região até 2015, tal como estabelecido na Declaração de Tashkent de 2005. No entanto, surtos recentes na Grécia e na Turquia sublinham a ameaça contínua de reintrodução e a necessidade de vigilância contínua para garantir que qualquer ressurgimento seja rapidamente contido (OMS, 2013).

1.4. Imunologia da malária:

A imunidade à malária desenvolve-se após infecções repetidas por parasitas da malária. Em zonas de transmissão elevada, a imunidade desenvolve-se de forma dependente da idade, sendo as crianças com menos de cinco anos de idade as que correm maior risco de contrair a doença, e as manifestações clínicas nos adultos são raras; enquanto que em zonas de transmissão baixa/instável, a imunidade não é adquirida e, por conseguinte, todos os grupos etários estão em risco.

A imunidade natural (inata) à malária é uma resposta inibitória imediata à introdução do parasita, não dependente de qualquer infeção anterior com o mesmo. Certos factores genéticos do hospedeiro têm sido associados à resistência à malária e à proteção contra a doença grave, por exemplo, o traço falciforme, a beta- e alfa-talassemia e a deficiência de glucose-6-fosfato desidrogenase (G6PD) (Willaiams, 2006).

A imunidade adquirida pode ser ativa ou passiva. A imunidade ativa (adquirida) é um reforço do mecanismo de defesa do hospedeiro em resultado de um encontro prévio com o agente patogénico. A imunidade passiva (adquirida) é conferida pela transferência pré-natal ou pós-natal de substâncias protectoras da mãe para o filho ou pela injeção de tais substâncias.

Em caso de transmissão intensa, as crianças desenvolvem primeiro uma imunidade anti-doença que, segundo se crê, se desenvolve rapidamente, como citocinas e anticorpos contra exo-antigénios, podendo neutralizar os seus efeitos tóxicos e este tipo de imunidade protege contra manifestações clínicas graves. A imunidade antiparasitária, que protege contra cargas parasitárias elevadas, é adquirida mais lentamente e leva a uma diminuição acentuada das densidades parasitárias em pessoas previamente expostas à malária. A imunidade esterilizante nunca é totalmente alcançada e as infecções assintomáticas são comuns em crianças e adultos em áreas endémicas. Este estado de equilíbrio entre a resposta imunitária e uma parasitemia de baixo nível quase constante foi designado por premonição (Druihle, *et al.,* 1998) e implica que a imunidade ao paludismo é mediada pela presença de parasitas e não pela exposição prévia. A imunidade à malária perde-se se a exposição for interrompida por períodos de tempo mais longos.

1.5. Tratamento e prevenção da malária:

Os medicamentos anti-maláricos têm acções selectivas nas diferentes fases do ciclo de vida do parasita. Os medicamentos profilácticos causais impedem o estabelecimento do parasita no fígado e os medicamentos esquizontocidas sanguíneos atacam o parasita no glóbulo vermelho, impedindo ou terminando o ataque clínico. Os esquizontocidas tecidulares actuam sobre as formas pré-eritrocíticas no fígado. Os gametocitocidas destroem as formas sexuais do parasita no sangue. Alguns destes medicamentos são hipnozoitocidas; matam os hipnozoítos dormentes no fígado e são amplamente utilizados como medicamentos anti-recaída. Os medicamentos esporontocidas inibem o desenvolvimento de oocistos na parede do estômago do mosquito que se alimentou do gametócito humano portador, de modo a que o mosquito não possa transmitir a infeção (Warrell e Gilles, 2002). O medicamento ideal para a terapia antimalárica seria eficaz numa dose única, de modo a ser praticável onde a supervisão de cursos prolongados é impossível, e seria ativo em todas as fases do parasita. A resistência do parasita da malária, especialmente do *Plasmodium falciparum,* aos medicamentos existentes é um problema grave em muitas partes do mundo. Os medicamentos antimaláricos podem ser utilizados para vários fins, em cada um dos quais a sua eficácia pode ser determinada por vários factores, como a espécie do parasita da malária, a sensibilidade do parasita ao medicamento, o grau de imunidade do hospedeiro ao parasita, a análise dos benefícios do tratamento em relação aos riscos de efeitos adversos, o custo do medicamento e a praticabilidade do regime de tratamento. As principais utilizações dos medicamentos antimaláricos são: proteção, cura e prevenção da transmissão (Warrell e Gilles, 2002). No tratamento de infecções não complicadas em zonas endémicas, o principal objetivo é produzir uma melhoria sintomática para limitar a morbilidade; a cura radical pode ser um objetivo irrealista quando a reinfeção precoce é quase certa. Em contrapartida, no paludismo grave, as concentrações plasmáticas parasiticidas do medicamento antipalúdico devem ser atingidas o mais rapidamente e com a maior segurança possível e mantidas durante um período de tempo suficiente para assegurar uma eliminação rápida da parasitemia (Warrell e Gilles, 2002).

1.5.1. Medicamentos anti-maláricos atualmente disponíveis:

Os medicamentos antipalúdicos actuais têm como alvo o estádio do parasita no sangue, no fígado e no vetor; na maioria dos casos, os medicamentos antipalúdicos são dirigidos contra o estádio eritrocítico assexuado do parasita. Geralmente, o mecanismo de ação dos medicamentos anti-maláricos reside na sua capacidade de interferir nos processos metabólicos. O parasita degrada a hemoglobina no seu vacúolo alimentar ácido, produzindo heme livre capaz de reagir com o oxigénio molecular e, assim, gerar espécies reactivas de oxigénio como subprodutos tóxicos. Uma das principais vias de desintoxicação das moléculas de heme é a polimerização como pigmento da malária. A maioria dos medicamentos antimaláricos actua perturbando a polimerização (e/ou a desintoxicação por qualquer outra via) do heme,

matando assim o parasita com os seus próprios resíduos metabólicos. As principais classes de esquizontocidas activos são as 4-aminoquinolinas, os aril-álcoois, incluindo os álcoois de quinolina, os compostos antifolatos que inibem a síntese das pirimidinas parasitárias. A classe mais recente de antimaláricos baseia-se no endoperóxido natural artemisinina e nos seus derivados hemi-sintéticos e análogos sintéticos (Robert, *et al.,* 2001). São também utilizados alguns antibióticos, geralmente em associação com álcoois de quinolina (Pukrittayakamee, *et al.,* 2000).
Poucos compostos são activos contra
gametócitos, e também contra os estádios intra-hepáticos do parasita (Robert, *et al.,* 2001).

Tendo em conta a crescente resistência aos agentes disponíveis, é consensual no estrangeiro a necessidade de desenvolver novos medicamentos antipalúdicos (Ridley, 2002). O desenvolvimento de medicamentos antipalúdicos pode seguir várias estratégias, desde pequenas modificações dos agentes existentes até à conceção de novos agentes que actuem contra novos alvos. Estas estratégias tiram partido de aspectos específicos da biologia dos parasitas da malária e/ou utilizam atalhos para gerar novos compostos para estudo a um custo relativamente baixo. Cada vez mais, os agentes disponíveis são combinados para melhorar os regimes antipalúdicos (Rosenthal, 2003).

1.5.1. 1. Grupo ariamino-alcol e outros arli -álcoois:

A Lumefantrina, a Quinina e a Melfloquina funcionam como esquizontocidas, impedindo a desintoxicação da hematina em hemozoína e matando os gametócitos em desenvolvimento.
Este grupo inclui a halofantrina e a pironaridina. A halofantrina é um fenantreno metanol, identificado pelo exército dos EUA durante a Segunda Guerra Mundial, mas só foi desenvolvido na década de 1980 e só foi comercializado no início da década de 1990 (Warrell e Gilles, 2002). A halofantrina é eficaz contra a malária resistente à cloroquina. Apesar disso, a cardiotoxicidade tem limitado a sua utilização como agente terapêutico. A utilização da mefloquina parece levar à seleção de parasitas resistentes também à halofantrina. A pironaridina, um derivado da acridina, é um fármaco sintético muito utilizado na China que pode ter utilidade no tratamento da malária falciparum multi-resistente (Robert, *etal.,* 2001).

Tal como referido anteriormente, foi observada resistência a muitos medicamentos anti-maláricos em isolados clínicos, mas a resistência à mefloquina, quinina e halofantrina parece estar inversamente correlacionada com a resistência à cloroquina e à amodiaquina, sugerindo que o desenvolvimento de um elevado nível de resistência à cloroquina torna o parasita mais sensível ao arilmetanol (Robert, *et al.*, 2001).

1.5.1.2. 4-Aminoquinolinas:

Os principais antipalúdicos são as 4-aminoquinolinas, porque provaram ser a classe de compostos mais bem sucedida no tratamento e profilaxia da malária. São facilmente sintetizados, baratos e geralmente bem tolerados. Estes compostos, bem como os álcoois de quinolina, são activos contra as fases intra-eritrocíticas do parasita. As 4-aminoquinolinas são capazes de se acumular em altas concentrações no vacúolo alimentar ácido do *Plasmodium, matando* o parasita (O'Neill, *et al.*, 1998). As 4-aminoquinolinas são a cloroquina e a amodiaquina.

1.5.1.3. Antagonistas do folato:

Tanto a fase hepática como a sanguínea são afectadas pelos antifolatos (Pirimetamina, Sulfadoxina e Dapsona) e pela 8-aminoquina (Premaquina). Existem dois grupos de antifolatos: os inibidores da dihidrofolato redutase (DHFR), como a pirimetamina e o proguanil, e os inibidores da dihidropteroato sintase (DHPS), que são sulfonas e sulfonamidas, como a sulfadoxina e a dapsona, respetivamente. Devido a um efeito sinérgico acentuado, um fármaco do primeiro grupo é geralmente utilizado em combinação com um fármaco do segundo grupo (Robert, *et al.*, 2001). Infelizmente, a resistência está generalizada na Ásia, na Índia e, atualmente, em África (Plowe, *et al.*, 1998; Cowman, 2001). A sulfadoxina-pirimetamina é a combinação mais utilizada. É barata, praticável (é necessária apenas uma dose, devido à lenta eliminação do organismo) e atualmente eficaz em muitas partes de África. O clorproguanil é um análogo clorado do proguanil, mas é mais eficaz e tem um índice terapêutico maior. A sua combinação com a dapsona é eliminada mais rapidamente do que a sulfadoxina-pirimetamina, oferecendo a possibilidade de diminuir a pressão de seleção para a resistência (Amukoye, *et al.*, 1997).

1.5.1.4. 8-Aminoquinolinas:

Esta é a única classe de gametocitocidas que inclui a primaquina e a tafenoquina (WR238605). A primaquina tem sido amplamente utilizada para o tratamento dos hipnozoítos responsáveis pelas formas recidivantes do *Plasmodium vivax* e do *Plasmodium ovale.* No entanto, a primaquina foi recentemente reconsiderada para a

quimioprofilaxia da malária (Basco, *etal.* 1999) para eliminar *o Plasmodium falciparum* na fase inicial da doença.
infeção, quando o parasita se desenvolve no fígado, prevenindo assim a doença clínica. Tem uma semi-vida curta e precisa de ser administrado diariamente. A toxicidade grave pode ser um problema importante em doentes com deficiência de glucose-6-fosfato desidrogenase. A primaquina interfere com a função mitocondrial do Plasmodium. A tafenoquina é um análogo da primaquina com uma semi-vida de eliminação mais longa (14 dias em comparação com 4 horas para a primaquina) (Robert, *etal,* 2001).

1.5.1. 5 Grupo das artimisininas

Por exemplo, o artesunato, a atremisinina e o artemeter também inibem os radicais livres Ca++ e ATPase e têm capacidade para clivar o endoperóxido. Os derivados da artemisinina são os fármacos antimaláricos mais rapidamente activos. Foram utilizados quatro compostos, o principal, a artemisinina, extraído da *Artemisia annua* e três derivados que são, na realidade, mais activos do que a própria artemisinina (Meshnick, *et al.,* 1996). Um deles é um hemisuccinato solúvel em água: Artesunato; dois outros são éteres solúveis em óleo: Artemether e Artemether. Todos eles são facilmente metabolizados no metabolito biologicamente ativo, a di-hidroartemisinina. A artemisinina é ativa em concentrações nanomolares *in vitro* em estirpes *de Plasmodium falciparum* sensíveis ou resistentes à cloroquina. Não se observa qualquer toxicidade significativa nos doentes tratados com esta substância, mesmo nas mulheres grávidas, apesar de ter sido observada neurotoxicidade em animais com doses mais elevadas do que as utilizadas clinicamente (Nontprasert, *et al.,* 2000). A artemisinina e os seus derivados parecem ser a melhor alternativa para o tratamento da malária grave (Dhingra, *et al.,* 2000), e o artemeter foi incluído na lista de medicamentos essenciais da OMS para o tratamento da malária grave multi-resistente. A principal desvantagem dos derivados da artemisinina é a sua curta semi-vida (3-5 h). Quando utilizados em monoterapia, é necessário um tratamento de até 5 dias para a eliminação completa dos parasitas. São então preferencialmente utilizados em combinação com outros agentes anti-maláricos, como a sulfadoxina-pirimetamina (Doherty, *et al.,* 1999), o benflumetol (van Vugt, *et al.,* 1998; van Vugt, *et al.,* 2000), ou a mefloquina (Price, *et al.,* 1997; Price, *et al.,* 1998) para aumentar as taxas de cura e encurtar a duração da terapia, a fim de minimizar o aparecimento de parasitas resistentes (White, 1998b).

1.5.1.6. Antibióticos:

A tetraciclina e os seus derivados, como a doxiciclina, são antipalúdicos muito potentes e são utilizados tanto no tratamento como na profilaxia. Em zonas onde a resposta ao quinino se deteriorou, as tetraciclinas são frequentemente utilizadas em combinação com o quinino para melhorar as taxas de cura. A clindamicina tem sido utilizada, mas oferece apenas uma vantagem limitada quando comparada com outros medicamentos antipalúdicos disponíveis. A resposta parasitológica é lenta à clindamicina e as taxas de recrudescência são elevadas (Bloland, 2001).

1.5.2. Terapia combinada:

1.5.2.1. Definição:

A terapia combinada com medicamentos antimaláricos (TC) consiste na utilização simultânea de dois ou mais medicamentos esquizonticidas sanguíneos com modos de ação independentes e diferentes alvos bioquímicos no parasita. Um medicamento antipalúdico com um medicamento não antipalúdico que pode reforçar a sua ação (por exemplo, cloroquina mais clorfeniramina), e um medicamento esquizonticida sanguíneo com um medicamento esquizonticida tecidular ou gametocitocida (por exemplo, cloroquina mais primaquina) não são considerados terapêutica combinada (OMS, 2001a).

1.5.2.2. Mecanismo de ação:

O plasmódio alvo dos dois compostos da combinação deve ser sempre diferente. Este requisito, que há muito se sabe, minimiza a seleção de estirpes mutantes resistentes no tratamento. Os alvos dos esquizonticidas eritrocíticos antimaláricos não são particularmente variados ou não estão bem identificados: as 4-aminoquinolinas (cloroquina, amodiaquina, piperaquina), os aminoálcoois (quinina, mefloquina, halofantrina, lumefantrina) e os derivados da artemisinina ou qinghaosu (artesunato, arteméter, diidroartemisinina, etc.) bloqueiam o metabolismo da hemoglobina.) bloqueiam o metabolismo da hemoglobina, que o parasita digere no seu vacúolo digestivo, mas a níveis diferentes; as sulfonamidas e as sulfonas (sulfadoxina, dapsona, etc.) inibem as enzimas (dihidroartemisina, dihidroartemisina, etc.).) inibem enzimas (dihidropteroato sintase, dihidrofolato redutase) da cadeia de síntese do ácido folínico, de que o parasita necessita para fabricar ácido nucleico, tal como, mas a outro nível, a pirimetamina, o proguanil ou o clorproguanil; e a atovaquona tem o seu alvo bastante elevado nessa mesma cadeia metabólica. Ao escolher uma combinação de medicamentos, para além do critério do mecanismo de ação, há também a verificação *in vitro* da sinergia potenciadora ou, pelo menos, aditiva, e a verificação *in vivo* da ausência de interação prejudicial. É igualmente necessário ter em conta a rapidez e a intensidade da atividade antiparasitária (a "taxa de redução do parasita" às 48 horas, que é a duração de um ciclo eritrocitário *do Plasmodium falciparum*). Os derivados da artemisinina têm um melhor desempenho neste domínio. São nitidamente mais rápidos do que os aminoálcoois, enquanto os antifolatos são os mais lentos (White, 1998a).

I.5.2.3. Terapia combinada à base de artemisinina:

A terapêutica combinada à base de artemisinina (ACT) é uma terapêutica combinada antipalúdica em que um derivado da artemisinina é um dos componentes da combinação. As terapêuticas combinadas podem ser medicamentos de combinação fixa, em que os componentes são co-formulados no mesmo comprimido ou cápsula, ou terapêutica com múltiplos fármacos, em que os componentes são co-administrados em comprimidos ou cápsulas separados.

As caraterísticas específicas do ACT estão relacionadas com o modo de ação único do componente artemisinina, que inclui o seguinte:

- Redução rápida e substancial da biomassa do parasita,
- Eliminação rápida do parasita,
- Resolução rápida dos sintomas clínicos,
- Ação eficaz contra o Plasmodium falciparum multirresistente,
- Redução do transporte de gametócitos, o que reduz potencialmente a transmissão de alelos resistentes.

Existe um interesse crescente na utilização de combinações antipalúdicas contendo um derivado da artemisinina como tratamento de primeira linha. O objetivo é proporcionar um tratamento antipalúdico eficaz e seguro, retardando provavelmente o aparecimento e a propagação da resistência a ambos os medicamentos da associação. Este interesse resulta da experiência com a combinação de artesunato e mefloquina na fronteira entre a Tailândia e Mianmar, onde foram registados os seguintes efeitos clínicos e epidemiológicos:

- A eficácia da combinação excedeu 95% numa altura em que a mefloquina em dose elevada apresentava uma taxa de insucesso de aproximadamente 25%,
- Esta elevada eficácia tem-se mantido ao longo dos últimos 7 anos,

• A transmissão de *Plasmodium falciparum* foi reduzida (com redução do transporte de gametócitos devido ao artesunato),

• A sensibilidade da mefloquina in *vitro* aumentou, o que sugere que a associação inverteu o declínio anterior da sensibilidade à mefloquina.

Não se sabe ainda se é possível obter resultados semelhantes em África e noutras regiões de elevada transmissão. Além disso, ainda não estão disponíveis em África provas da eficácia do ACT para atrasar o desenvolvimento de resistência. Estão atualmente em curso ensaios clínicos que utilizam combinações de artesunato com amodiaquina, cloroquina, sulfadoxina-pirimetamina ou mefloquina para avaliar a eficácia e a segurança do ACT no tratamento do paludismo falciparum não complicado em África, na América do Sul e na Ásia (OMS, 2000a).

1.5.2.4. Artemisinina-Piperaquina (Artiquic):

O Artiquic, uma combinação de artemisinina e piperaquina, é um medicamento ideal para o tratamento da malária e, em especial, para o tratamento da malária *Plasmodium falciparum* resistente. Tem uma ação rápida; os resultados dos estudos clínicos realizados na China, Vietname, Camboja, Indonésia e Tailândia mostraram que o Artiquic controlou rapidamente os sintomas e sinais da malária falciparum e vivax. Tempo de eliminação da febre (FCT) 16 -30 horas e tempo de eliminação do parasita (PCT) 36 -60 horas. Pára o desenvolvimento do parasita em 2 horas e mais de 95% dos parasitas são mortos em 24 horas. Em resultado desta ação rápida, o Artiquic reduz a morbilidade e, sobretudo, a mortalidade da malária *causada pelo Plasmodium falciparum*. Além disso, o estudo mostrou que o Artiquic tinha uma elevada taxa de cura em zonas epidémicas de *Plasmodium falciparum* multirresistente. Um acompanhamento de 28 dias demonstrou uma taxa de cura de 97% e uma taxa de recrudescência de 3%.

O Artiquic tem baixa toxicidade e poucos efeitos secundários clínicos. A artemisinina, ingrediente do Artiquic, tem um efeito gametocida no *Plasmodium falciparum*. E a combinação de artemisinina e primaquina em dose baixa tem um efeito sinérgico que reduz a infecciosidade dos gametócitos e elimina os gametócitos na sua fase inicial, bloqueando assim a transmissão da malária.

Os componentes do Artiquic são Artemisinina 62,5mg + Piperaquina 375mg; é administrado como comprimidos para adultos, 2 comprimidos às 0 h e 24 h, com 4 comprimidos como dose total, ou grânulos para crianças. As dosagens para os diferentes grupos etários são apresentadas no Apêndice 1 (http://www.artepharm.com/ProductShow/en.html acedido em 4-4-2014).

1.6. Resistência aos anti-maláricos:

1.6.1 Definição de resistência aos medicamentos anti-maláricos:

A resistência aos medicamentos antipalúdicos foi definida como a "capacidade de uma estirpe de parasita sobreviver e/ou multiplicar-se apesar da administração e absorção de um medicamento em doses iguais ou superiores às habitualmente recomendadas, mas dentro da tolerância do indivíduo" (OMS, 1973). Esta definição foi posteriormente modificada para especificar que o medicamento em questão deve "ter acesso ao parasita ou ao glóbulo vermelho infetado durante o tempo necessário para a sua ação normal" (Bruce-Chwatt *et al.,* 1986). Embora a definição de resistência *in vitro* reflicta com mais exatidão a resistência biológica ao fármaco, a verdadeira resistência parasitária exige uma demonstração da capacidade dos parasitas para sobreviverem *in vivo* na presença de uma concentração terapêutica adequada do fármaco no soro. Quando as concentrações séricas do fármaco não são medidas, os dados de insucesso terapêutico *in vivo* devem ser interpretados com cautela, uma vez que podem sobrestimar a verdadeira resistência do parasita; isto é particularmente verdade no caso de fármacos de ação lenta ou de ação prolongada, como a sulfadoxina-pirimetamina e a mefloquina (Talisuna *et al.,* 2004).

1.6.2 Falha no tratamento da malária:

Deve ser feita uma distinção entre a incapacidade de eliminar a parasitemia da malária ou de resolver a doença clínica após um tratamento com um medicamento antipalúdico e a verdadeira resistência aos medicamentos antipalúdicos. Embora a resistência aos medicamentos possa causar insucesso do tratamento, nem todo o insucesso do tratamento se deve à resistência aos medicamentos. Muitos factores podem contribuir para o insucesso do tratamento, incluindo a dosagem incorrecta, o incumprimento da duração do regime de dosagem, a má qualidade dos medicamentos, as interações medicamentosas, a absorção deficiente ou irregular e o diagnóstico errado.

Provavelmente, todos estes factores, ao mesmo tempo que causam o insucesso do tratamento (ou o insucesso aparente do tratamento) no indivíduo, podem também contribuir para o desenvolvimento e intensificação da verdadeira resistência aos medicamentos, aumentando a probabilidade de exposição dos parasitas a níveis de medicamentos inferiores aos ideais (Bloland, 2001).

1.6.3 Fator que contribui para o desenvolvimento e propagação da resistência:

Vários factores relacionados com as interações entre os medicamentos, os parasitas e o hospedeiro humano contribuem para o desenvolvimento e a propagação da resistência aos medicamentos. O mecanismo molecular de ação dos medicamentos é um elemento crítico na velocidade a que a resistência se desenvolve. Além disso, os medicamentos com uma semi-vida de eliminação terminal longa favorecem o desenvolvimento da resistência, sobretudo em zonas de elevada transmissão. Do mesmo modo, o aumento da pressão dos medicamentos contribui significativamente para a resistência aos medicamentos. À medida que são utilizadas quantidades crescentes de um medicamento, aumenta a probabilidade de os parasitas serem expostos a níveis inadequados do medicamento e os mutantes resistentes são mais facilmente selecionados (Watkins e Mosobo, 1993). Os factores do parasita associados à resistência incluem a espécie de Plasmodium em causa e a intensidade da transmissão. Os factores do hospedeiro humano incluem a utilização generalizada e/ou irracional de medicamentos antipalúdicos e, possivelmente, o nível de imunidade do hospedeiro. O papel da imunidade do hospedeiro na propagação da resistência não é claro. No entanto, a imunidade actua em sinergia com a quimioterapia e pode aumentar os efeitos terapêuticos e mesmo a eliminação do parasita das infecções resistentes aos medicamentos.

Com base em dados sobre a resposta de parasitas sensíveis a medicamentos antipalúdicos *in vitro* e nos perfis farmacocinéticos de medicamentos antipalúdicos comuns, pensa-se que existe sempre um resíduo de parasitas capazes de sobreviver ao tratamento (Wernsdorfer, 1991). Em circunstâncias normais, estes parasitas são eliminados pelo sistema imunitário (de forma não específica no caso de indivíduos não imunes). Os factores que diminuem a eficácia do sistema imunitário na eliminação dos resíduos de parasitas após o tratamento também parecem aumentar a sobrevivência dos parasitas e facilitar o desenvolvimento e a intensificação da resistência. Este mecanismo foi sugerido como um contribuinte significativo para a resistência no Sudeste Asiático, onde os parasitas passam repetidamente por populações de indivíduos não imunes (Verdrager, 1986; Verdrager, 1995); a resposta imunitária não específica de indivíduos não imunes é menos eficaz na eliminação do resíduo parasitário do que a resposta imunitária específica de indivíduos semi-imunes (White, 1997). O mesmo mecanismo pode também explicar uma resposta mais fraca ao tratamento nas crianças pequenas e nas mulheres grávidas (White, 1997).

Muitos medicamentos antipalúdicos atualmente utilizados estão estreitamente relacionados quimicamente e o desenvolvimento de resistência a um deles pode facilitar o desenvolvimento de resistência a outros. A cloroquina e a amodiaquina são ambas 4-aminoquinolinas e a resistência cruzada entre estes dois fármacos é bem conhecida (Basco, 1991; Hall, *et al.,* 1975).

O desenvolvimento de resistência à mefloquina também pode levar à resistência à halofantrina e ao quinino. Os fármacos antifolatos combinados têm uma ação semelhante e a utilização generalizada de sulfadoxina-pirimetamina para o tratamento da malária pode levar ao aumento da resistência parasitológica a outros fármacos antifolatos combinados (Watkins, *et al.*, 1997). O desenvolvimento de níveis elevados de resistência à sulfadoxina-pirimetamina através da acumulação contínua de mutações DHFR pode comprometer o tempo de vida útil de novas combinações de antifolatos, como o clorproguanil-dapsona (LapDap), mesmo antes de serem utilizadas. Este risco acrescido de resistência devido à utilização de sulfadoxina-pirimetamina pode mesmo afetar agentes patogénicos não relacionados com a malária; a utilização de sulfadoxina-pirimetamina para o tratamento da malária aumentou a resistência ao trimetoprim-sufametoxazol entre os agentes patogénicos respiratórios (Feikin, *et al.,* 2000). Existe uma teoria interessante segundo a qual o desenvolvimento de resistência a uma série de medicamentos antipalúdicos em alguns parasitas falciparum produz um nível de plasticidade genética que permite ao parasita adaptar-se rapidamente a um novo medicamento, mesmo quando o novo medicamento não está quimicamente relacionado com os medicamentos anteriormente experimentados (Rathod, *et al.,* 1997). O mecanismo subjacente a esta plasticidade é atualmente desconhecido, mas esta capacidade pode ajudar a explicar a rapidez com que as estirpes de falciparum do Sudeste Asiático desenvolvem resistência a novos medicamentos anti-maláricos.

A relação entre a intensidade da transmissão e a taxa de evolução da resistência aos medicamentos antipalúdicos afecta a conceção dos programas de vigilância e o impacto provável dos programas de controlo da malária. Vários estudos teóricos investigaram esta relação. O resultado mais importante é que a intensidade da transmissão não afecta diretamente a evolução da resistência. Exerce a sua influência através de três "mediadores" clínicos/epidemiológicos (multiplicidade clonal, ameaça de infeção, nível de imunidade humana) que, em última análise, determinam a dinâmica da resistência através de cinco variáveis "efectoras": recombinação sexual, dinâmica intra-hospedeiro, utilização de medicamentos na comunidade, proporção de infecções por malária tratadas e número de parasitas por hospedeiro. Hastings e Watkins (2005) argumentam que a evolução da resistência é provavelmente um processo em duas fases: as mutações que codificam a tolerância aos medicamentos precedem as que codificam a resistência. A evolução da tolerância à droga é determinada unicamente pelo nível de consumo de droga na comunidade, que provavelmente terá uma relação extremamente fraca com a intensidade da transmissão.

1.6.4. Monitorização da resistência aos medicamentos anti-maláricos:

A resistência aos medicamentos antimaláricos tornou-se um dos maiores desafios no controlo da malária. Para garantir o tratamento eficaz da malária, as políticas nacionais em matéria de medicamentos devem ser regularmente analisadas e revistas conforme necessário. Estas revisões baseiam-se em estudos de eficácia dos medicamentos em locais de referência que cumprem um protocolo normalizado da OMS.

Existem vários métodos para monitorizar a resistência aos medicamentos antimaláricos; incluem testes *in vivo* e *in vitro* e, mais recentemente, marcadores moleculares.

1.6.4.1. Ensaios *in vitro*:

Os ensaios *in vitro* baseiam-se na inibição do crescimento e desenvolvimento dos parasitas da malária por diferentes concentrações de um determinado medicamento em relação a controlos sem medicamentos. O microteste *in vitro* da OMS baseia-se na contagem dos parasitas que se desenvolvem em esquizontes, enquanto o microteste isotópico se baseia na medição da quantidade de hipoxantina radiomarcada, um precursor do ADN, incorporada nos parasitas (Childs, *et al,* 1988)

Além disso, existe uma fraca correlação entre os resultados dos testes *in vivo* e *in vitro*, especialmente em áreas de transmissão intensa, presumivelmente devido à influência da imunidade do hospedeiro. A exatidão das concentrações inibitórias para uma determinada amostra é influenciada por vários factores, tais como as condições do teste *in vitro*, a presença de populações mistas de parasitas resistentes e sensíveis na mesma amostra e factores humorais do dador que podem interferir com a maturação do parasita (Wellems e Plowe, (2001). Apesar dessas deficiências, os testes *in vitro* são valiosos, especialmente para testar a resistência do parasita a novos medicamentos e agentes que não foram usados anteriormente. Além disso, podem fornecer dados longitudinais importantes sobre as alterações da resposta dos parasitas aos medicamentos, o que constitui uma informação colateral importante sobre o aparecimento e a propagação da resistência aos medicamentos. Finalmente, embora as técnicas *in vitro* não sejam frequentemente utilizadas em actividades de controlo do paludismo em África, desempenham um papel importante no Sudeste Asiático

(Talisuna, *et al.*, 2004).

1.6.5.1. Testes *in vivo*:

Os estudos *in vivo* continuam a ser a norma de ouro para monitorizar a eficácia dos medicamentos antipalúdicos e são a principal fonte de informação utilizada pelos decisores políticos para formular recomendações sobre a quimioterapia e a profilaxia da malária. A vantagem dos testes *in vivo* sobre os ensaios *in vitro* é o facto de poderem ser realizados no terreno com pouco equipamento e pessoal e de os resultados serem fáceis de interpretar. Reflectem a verdadeira natureza biológica da resposta ao tratamento, que envolve uma interação complexa entre os parasitas, os medicamentos e a resposta do hospedeiro, enquanto os testes *in vitro* medem apenas a interação entre os parasitas e os medicamentos. O teste clássico alargado de 28 dias e o teste de 7 dias baseado na resposta parasitológica foram os primeiros a ser utilizados e foram interpretados utilizando o sistema de classificação padrão S-RI-RII-RIII (Apêndice 2). A principal limitação destes testes anteriores é o facto de os sujeitos do estudo serem tipicamente assintomáticos (frequentemente crianças em idade escolar) e os resultados não poderem ser facilmente aplicados a doentes com paludismo. Isto levou ao desenvolvimento do teste de eficácia terapêutica de 14 dias revisto e simplificado. A principal diferença entre este protocolo e o anterior é que os sujeitos do estudo são doentes clínicos e o resultado tem em conta a sua resposta clínica (Wongsrichanalai, *et al.*, 2002)

Uma das vantagens do teste de 14 dias é que a reinfeção é menos provável do que no teste de 28 dias. No entanto, existem também algumas limitações. Em primeiro lugar, foi observada uma fraca concordância entre o insucesso precoce do tratamento (ETF) e o RIII (Plowe, *et al.*, 2001) e uma tendência para sobrestimar o ETF (Ringwald e Basco,1999). De facto, é comum que alguns doentes classificados como ETF que não recebem tratamento de resgate mas são seguidos de perto tenham uma resposta clínica adequada (ACR). Em segundo lugar, a categoria de resposta clínica adequada (ACR), tal como definida no protocolo da OMS de 1996, inclui doentes no 14º dia com parasitemia mas sem febre, subestimando assim a verdadeira taxa de insucesso do tratamento, em particular o insucesso parasitológico. No entanto, na modificação de 2002 deste teste, a categoria ACR do protocolo de 1996 (Apêndice 2) é estratificada em duas classes: resposta clínica e parasitológica adequada (ACPR) e insucesso parasitológico tardio (LPF). Por conseguinte, nos testes futuros, os doentes com parasitemia no 14.o dia serão classificados como LPF (apêndice 3). Terceiro, em zonas com transmissão intensa, o teste é limitado a crianças com menos de 5 anos porque são o grupo com maior risco de mortalidade por paludismo e têm frequentemente uma resposta menos favorável a medicamentos antipalúdicos do que crianças mais velhas e adultos. Além disso, há mais crianças do que adultos com paludismo que tendem a visitar as clínicas de ambulatório. No entanto, os adultos contribuem para o fardo do paludismo e poderiam ser incluídos no teste *in vivo* para obter informações completas e mais abrangentes, mesmo em zonas de transmissão intensa. Em quarto lugar, tem-se argumentado que um seguimento de 14 dias subestima as taxas globais de insucesso do tratamento, particularmente para medicamentos de ação prolongada como a sulfadoxina-pirimetamina e a mefloquina (Dorsey, *et al.*, 2002). Seria preferível um seguimento de 28 dias ou mesmo mais longo, mas o reaparecimento da parasitemia após o 14° dia exigiria a diferenciação entre uma nova infeção e um recrudescimento. Para tal, são necessárias técnicas de PCR relativamente dispendiosas que utilizem marcadores polimórficos como as proteínas de superfície dos merozoitos (MSP1 e MSP2), a proteína rica em glutamato (GLURP) ou marcadores de microssatélites (Leclerc, *et al.*, 2002) para distinguir entre recrudescimento e nova infeção. Quinto, de acordo com o protocolo *in vivo* da OMS de 1996 (OMS, 1996), a densidade parasitária no momento do recrutamento deve ser de 2.000 a 100.000/pl de sangue. O limite inferior de 2.000 parasitas assexuados/pl de sangue aumenta a probabilidade de a doença clínica em estudo ser devida aos parasitas observados. No entanto, o limite superior de 100.000 parasitas assexuados/pl pode resultar na exclusão de um número substancial de pacientes que, de outra forma, seriam elegíveis, aumentando o tempo para recrutar o número necessário de pacientes e, consequentemente, os custos e a logística do teste. Em Kampala, no Uganda, cerca de 25% das crianças com menos de 5 anos têm densidades parasitárias superiores a 100.000/pl, mas não preenchem outros critérios de malária grave (Talisuna, *et al.*, 2004). Tendo em conta estas limitações, uma reunião consultiva recente da OMS (Organização Mundial de Saúde, 2001) reviu o protocolo do estudo e propôs várias alterações.

Embora a informação obtida através de estudos *in vivo* seja exatamente a necessária para elaborar políticas de tratamento da malária racionais e baseadas em provas, os estudos *in vivo* padrão continuam a ser dispendiosos e demorados, e os ensaios clínicos longitudinais de eficácia são ainda mais dispendiosos. Por isso, a maioria dos países em zonas endémicas de paludismo efectua estudos *in vivo* em apenas alguns locais e a intervalos pouco frequentes (Plowe, 2003).

1.6.5. Resistência à artemisinina em *Plasmodium falciparum*:

A resistência do parasita à artemisinina foi agora detectada em quatro países da sub-região do Grande Mekong: Camboja, Myanmar, Tailândia e Vietname. Apesar das alterações observadas na sensibilidade dos parasitas à artemisinina, os ACT continuam a curar os doentes, desde que o medicamento parceiro continue a ser eficaz. Na província de Pailin, no Camboja, foi detectada resistência a ambos os componentes de múltiplos ACT; por conseguinte, foram introduzidas disposições especiais para a terapia diretamente observada utilizando uma combinação não baseada na artemisinina (atovaquona + proguanil).Em abril de 2013, a OMS publicou a Resposta de emergência à resistência à artemisinina na sub-região do Grande Mekong: Quadro de ação regional para 2013-2015. O documento descreve as áreas prioritárias em que é necessário atuar nos próximos anos para conter a resistência à artemisinina (OMS, 2013).

1.7. Diversidade genética do *Plasmodium falciparum*:

Um grande número de genes do *Plasmodium falciparum* apresenta um polimorfismo alargado. Em particular, os loci que codificam proteínas presentes na superfície do esporozoíto (por exemplo, SCP) e do merozoíto (por exemplo, MSP1, MSP2, AMA1) e, por conseguinte, acessíveis aos componentes imunitários do hospedeiro, são altamente promórficos (Escalante, *et al.* 1998). Nestes genes, as regiões conservadas semi-conservadas são intercaladas com regiões variáveis que contêm unidades repetitivas que diferem em termos de sequência, comprimento e número de cópias. A diversidade é preservada através de um elevado número de substituições nucleotídicas não sinónimas (Escalante, *et al.* 1998), bem como duplicações e/ou deleções de unidades repetitivas. Muitos antigénios do Plasmodium falciparum foram agora estudados por clonagem e sequenciação de genes. A comparação destas sequências mostrou que existe um elevado grau de diversidade entre diferentes clones de parasitas (Fenton, *et al.,* 1991). Os antigénios *do Plasmodium falciparum* responsáveis pela variação antigénica são expressos principalmente na superfície dos eritrócitos infectados e estão associados à sua citoaderência às células endoteliais e à ligação de eritrócitos não infectados (resetting) (Newbold, C. I. 1999; Fernandez, *et al.* 1999). O principal antigénio desta categoria é a proteína 1 da membrana eritrocitária do *Plasmodium falciparum* (PfEMP1), que é codificada pela família var multigene, composta por cerca de 60 genes localizados em múltiplos cromossomas (Gardner, *et al.* 2002). Embora vários genes var sejam transcritos num único parasita, há tradução e expressão de apenas uma variante da PfEMPl num momento na superfície do eritrócito (Chen, *et al.* 1998).

1.7. 1. Genotipagem da infeção por *Plasmodium falciparum*:

A introdução de técnicas de genotipagem baseadas em PCR na investigação da malária melhorou substancialmente a compreensão da biologia e epidemiologia do parasita. Foram caracterizados vários marcadores genéticos altamente polimórficos do *Plasmodium falciparum*, que podem ser utilizados para distinguir populações individuais de parasitas. O polimorfismo do comprimento das repetições é uma caraterística proeminente dos genes do antigénio *do Plasmodium falciparum*, como o mspl, o msp2 e o glurp. Por conseguinte, as sequências repetidas nesses loci têm sido amplamente utilizadas como marcadores polimórficos para a genotipagem do *Plasmodium falciparum.*

1.7.1.1. Proteína de superfície do merozoíto de *Plasmodium falciparum-l* (MSP-l):

A proteína de superfície do merozoíto-1 é sintetizada na fase de esquizonte (Smythe, *et al.* 1991) e tem um peso molecular entre 180 e 220 kilo Daltons (KDa), dependendo do clone particular do parasita do qual foi extraída. É codificado pelo gene mspl no cromossoma 9 do *Plasmodium falciparum* (Kemp, *etal.,* 1987), contendo 17 blocos discretos, classificados como conservados, semi-conservados e variáveis, dependendo da homologia ao nível dos aminoácidos (Miller, *et al.,* 1993). Os blocos 1 e 17, as duas regiões mais altamente conservadas, codificam as sequências N- e C-terminal, respetivamente.

A variação da sequência em mspl é principalmente dimórfica (duas formas alélicas principais) em todos os blocos variáveis, com exceção do bloco 2, que é trimórfico (três formas alélicas)

Até recentemente, tinham sido identificadas três famílias de alelos no Bloco 2: Kl, Mad20 e RO33. Os alelos em Kl e Mad20 contêm repetições antigénicas únicas de tripeptídeos, com grande diversidade no número de repetições (Miller, *etal.*, 1993). O RO33 não possui as repetições tripeptídicas observadas nas outras duas famílias; no entanto, fora do Bloco 2, este alelo é semelhante ao tipo MAD-20 (Hughes, 1992). Utilizando parasitas do Quénia ocidental, Takala, *et al*, (2002) encontraram um quarto tipo de alelo do Bloco 2, que é uma recombinação entre os alelos Mad20 e RO33.

O tamanho do fragmento nas três famílias de alelos do Bloco 2 (Kl, Mad20 e RO33) tem sido habitualmente utilizado como marcador molecular em estudos da dinâmica da transmissão da malária e da imunidade do hospedeiro na malária por *Plasmodium falciparum* (Da Silveira, *etal.*, 1999; Farnert, *etal.*, 1999; Konate, *etal.*, 1999; Branch, *etal.,* 2001).

1.7.1.2. Proteína-2 de superfície do merozoíto *de Plasmodium falciparum* (MSP-2):

A proteína-2 de superfície do merozoíto *de Plasmodium falciparum* tem um peso molecular entre 45 e 55 KDa, está ancorada na membrana do merozoíto por uma molécula de glicol osilfosfodieto de inositol e o seu gene está localizado no cromossoma 2 (Smythe, *et al.,* 1990). O gene MSP-2 está dividido em quatro blocos, o bloco 4 é altamente conservado e o bloco 3 consiste numa sequência não repetitiva e está dividido em duas regiões: FC27 e IC1 (Thomas, *et al.,* 1990). O bloco 2 é constituído por sequências polimórficas variáveis repetidas em tandem e não repetitivas, e está dividido em duas regiões dimórficas de acordo com as sequências; a família FC27, que contém duas cópias de trinta e duas repetições de aminoácidos (Smythe, *et al.*, 1988) e a família ICI ou Indochina (inicialmente caracterizada por 3D7), que contém várias cópias de sequências de quatro aminoácidos (GGSA). (Smythe, *et al.,* 1991; Felger, *et al;* 1994) Farnet, *et al* em (1997) postularam que o MSP-2 é o marcador único mais informativo em estudos e análises de multiplicidade. A grande diversidade na *msp2* deve-se a uma região central alelo-específica que inclui repetições em tandem de tamanho variável. As diferenças no número de cópias destas repetições resultam em polimorfismo de comprimento. Estas caraterísticas da msp2 foram exploradas por vários métodos de genotipagem. Comum a todos os métodos de genotipagem da msp2 é a amplificação por reação em cadeia da polimerase (PCR) de uma parte central do gene msp2, que inclui a região repetitiva alelo-específica e a sequência de flanco conservada.

1.7.1.3. Glutamina-riproteína (GLURP):

A proteína de 220 kDa rica em glutamato (GLURP) está presente em todas as fases de desenvolvimento do *Plasmodium falciparum* nos seres humanos, incluindo na superfície de merozoítos recém-libertados (Borre, *et al.,* 1991). Além disso, o GLURP foi recentemente identificado como um antigénio-alvo para anticorpos envolvidos na inibição celular dependente de anticorpos (ADCI) (Theisen, *et al.,* 1998), que se crê estar envolvida na imunidade protetora adquirida contra a malária. O gene está localizado no cromossoma 10 e tem duas regiões repetidas, que são moderadamente polimórficas. Contém 22% de resíduos de glutamato e inclui duas regiões de repetição, R1 e R2. A região R1 é constituída por seis unidades de repetição, cada uma contendo 15 ou 16 resíduos de aminoácidos e duas unidades de repetição de 50 resíduos de aminoácidos. Estas unidades de repetição de R1 são pouco conservadas ao longo do gene. A região R2 é constituída por 14 unidades repetidas, cada uma composta por 19 ou 20 resíduos, e 11 das quais são bem conservadas ao longo do gene. Na extremidade N-terminal da *glurp* existem segmentos de 32 resíduos de aminoácidos que podem representar uma sequência única. A análise por PCR da região R2 mostrou um polimorfismo de tamanho considerável de diferentes alelos em diferentes isolados *de plasmodium falciparum* (Borre, *et al.,* 1991). A variabilidade da proteína rica em glutamina (GLURP), exibida pelo polimorfismo de comprimento , também foi descrita e determinada em estudos sobre infecções multiclonais *por Plasmodium falciparum.* No entanto, a variabilidade da GLURP desempenha um papel pouco importante na resolução de infecções policlonais, em comparação com a MSP1 e a MSP2 (Meyer, *et al.,* 2002).

1.8. Infeção multiclonal *por Plasmodium falciparum*:

As pessoas que vivem em países onde a malária é endémica estão sujeitas a picadas frequentes de mosquitos infectados, o que pode levar à acumulação de diferentes genótipos parasitários nos indivíduos infectados. A tipagem de genes polimórficos de cópia única permite identificar a presença de um número múltiplo de clones haplóides *de Plasmodium falciparum* numa infeção.

A infeção multiclonal em indivíduos dentro das comunidades varia consoante a situação sazonal e epidemiológica e os padrões de exposição variáveis, as propriedades do mosquito vetor e até a hora do dia da recolha de amostras. (Babiker, Creasey, *et al.* 1991; Meyer, May, *et al,* 2002).

1.9. Vacina contra a malária:

A conceção de uma vacina eficaz e segura contra a malária desenvolveu-se muito lentamente ao longo dos anos e é considerada um desafio devido à complexidade subestimada do parasita da malária (Abbas e Lichtman, 2003). O desenvolvimento de uma vacina eficaz contra a malária representa um grande desafio científico, tanto no laboratório como no terreno. Essa vacina é necessária devido ao enorme peso da malária no mundo em desenvolvimento, à propagação global da resistência aos medicamentos e à dificuldade de controlo sustentável do mosquito vetor. Os modelos animais demonstraram a viabilidade imunológica de vacinas dirigidas contra diferentes fases de desenvolvimento do parasita, e estudos em voluntários humanos demonstraram que uma vacina de proteína recombinante pode proteger contra o desafio com a estirpe homóloga do parasita. No entanto, tanto a imunidade natural como a induzida pela vacina são prejudicadas pela notável capacidade dos parasitas de variar estruturas antigénicas críticas; grandes ensaios de campo de uma vacina de péptidos sintéticos deram resultados equívocos (Kwiatkowski e Marsh, 1997).

Uma vacina dirigida contra uma fase, se não for totalmente eficaz, não tem atividade contra fases posteriores do ciclo de vida. Os problemas potenciais da diversidade antigénica e da variação antigénica dos parasitas da malária podem ser atenuados pela inclusão de uma seleção das variantes alélicas mais frequentes dos antigénios polimórficos protectores. A NYVAC-Pf7 é uma vacina *contra o Plasmodium falciparum* de engenharia genética, atenuada, de vários estádios e multicomponente, que inclui o bloqueador de transmissão Pfs25; os antigénios pré-eritrocíticos CSP, SSP2/TRAP e o antigénio 1 da fase hepática; e os antigénios assexuados da fase sanguínea MSP-1, AMA-1 e SERA. Esta vacina recombinante foi submetida a estudos de segurança e eficácia de fase I-IIa, mas os resultados em termos de proteção foram decepcionantes (Phillips, 2001).

1.10. Malária no Sudão:

O paludismo no Sudão continua a ser um grave problema de saúde pública. Estima-se que ocorram 7,5 milhões de casos e 35 000 mortes (15,9% do total de mortes) todos os anos. É responsável por 30% do total de internamentos hospitalares e por 20-40% do total de consultas externas (FMH, 2001).
A transmissão do paludismo no Sudão é sazonal e baixa no norte, com transmissão predominante nas zonas irrigadas, e mais elevada nas partes central e sul do país. Na costa do Mar Vermelho, o risco de paludismo é muito limitado e a transmissão está confinada ao período de setembro a novembro de cada ano, após as chuvas (OMS, 2004).

Com base em estudos efectuados em 1960-1964 em todo o Sudão, *o Plasmodium falciparum* é a espécie de parasita da malária predominante no Sudão; é responsável por mais de 90% dos casos. O Plasmodium vivax está amplamente disseminado na parte oriental do país e pode atingir até 2% perto das fronteiras com a Etiópia. Um estudo efectuado no Estado de Cartum mostrou que a prevalência de plasmodium spp é a seguinte: 85% falciparum, 8% vivax e 6,4% ovale (Elfakih, 2003).

No Sudão, a luta contra o paludismo baseou-se durante décadas no controlo dos vectores, através da pulverização com insecticidas. No final dos anos 90, foram envidados grandes esforços para melhorar a gestão dos casos de paludismo, o que foi incluído no desenvolvimento do plano estratégico Roll Back Malaria (RBM) em 2001. A gestão de casos requer a prestação de tratamento rápido, eficaz e seguro aos casos de paludismo (OMS, 2005).

Utilizando os resultados da investigação sobre a resistência à cloroquina, os decisores políticos sudaneses actualizaram as suas diretrizes nacionais de tratamento da malária em 2004 para a terapia combinada à base de artemisinina (ACT), tanto como tratamento de primeira como de segunda linha para o tratamento da malária falciparum não complicada.

Os possíveis factores que contribuem para a deterioração da situação da malária incluem inundações, seca, fome, esquemas de irrigação amplamente alargados sem consideração suficiente pela componente sanitária e movimentos populacionais (deslocação interna e afluxo de refugiados). A situação pode ainda ser agravada pela resistência aos insecticidas (Himeidan, *et al.* 2004) e pela propagação de estirpes *de Plasmodium falciparum* resistentes (Abdel-Hameed, 2003).

1.10.1. Estudos de resistência aos medicamentos anti-malária no Sudão:

Foram efectuados no Sudão muitos estudos sobre a eficácia dos medicamentos, vários dos quais foram publicados em revistas científicas internacionais e nacionais. Desde a década de 1970, a resistência à cloroquina tem sido documentada e, desde então, tem aumentado e espalhado por todo o Sudão. O possível aparecimento de resistência à cloroquina no Sudão foi sugerido pela primeira vez em 1978 no Sudão central (Omer, 1978).

A sulfadoxina-pirimetamina foi considerada a primeira alternativa para o tratamento da malária *Plasmodium falciparum* resistente à cloroquina (Khalil, 1995). A resistência ao Fansidar foi registada na zona de Senner, no centro do Sudão (Ibrahim, *et al.,* 1991). A resistência à pirimetamina está estabelecida entre os parasitas *Plasmodium falciparum* no Sudão Oriental (Babiker, *etal.,* 1991). Em 2000, foram efectuados estudos limitados sobre a eficácia da sulfadoxina-pirimetamina, embora esta tenha sido utilizada como tratamento de segunda linha durante muito tempo (Adam, I., *et al.* 2004a; van den Broek, *et al.,* 2003; Stivanello, *et al.* 2004; Adam, *et al.* 2004b; Salah, *et al.* 2005; Adam, *et al,* 2005).

A eficácia da terapia combinada começou por testar a eficácia da combinação (CQ+SP) em quatro locais. Foram determinados níveis elevados de resistência (15,5 - 36,0%) em três deles (Salah, M. T., *et al.* 2005). Resultados dos estudos sobre ACTs iniciados em 2003 pelo Programa Nacional de Controlo da Malária (PNCM). A combinação de artesunato mais SP (AS+SP) foi testada em 10 zonas, não tendo sido registada qualquer falha em sete delas, uma taxa de falha inferior a 1,0% em duas e uma taxa de falha até 8,8% num local (Adam, I., *et al.* 2005; Hamour, S., *et al.* 2005; van den Broek, I., *et al.* 2005; Elamin, S. B., *et al.* 2005; Mohamed, A. O., *et al.* 2006). O artesunato mais amodiaquina (AS+AQ) foi testado no Sul e no Oeste do Sudão com uma taxa de insucesso de 1,0 a 7,3%, respetivamente (Adam, I., *et al.* 2005; van den Broek, I., *et al,* 2005). O artemeter mais lumefantrina (ART+LUM) foi testado em dois locais sem taxa de insucesso registada (Mohamed, *et al.* 2006).

Os investigadores do NMCP e de outros institutos forneceram dados de apoio após o lançamento das novas diretrizes de tratamento (Adam, I., *et al.* 2005; Hamour, S., *et al.* 2005; Elamin, S. B., *et al.* 2005; Mohamed, A. O., *et al.* 2006). O Sudão passou da CQ para ACTs sem um período intermédio, em contraste com outros países em África (Kamya, M. R., *et al.* 2002; Shretta, R., *et al.* 2000; Ndyomugyenyi, *et al.* 2004; Plowe, C. V., *et al.* 2004). O Sudão também procedeu a uma implementação a nível nacional em vez de uma introdução faseada da nova política. Apesar da evidência de resistência à CQ em muitas regiões do Mediterrâneo Oriental da OMS (Abdel-Hameed, 2003), o Sudão foi o primeiro país da região a mudar para ACTs.

A OMS recomenda que os antipalúdicos de primeira linha tenham uma taxa de insucesso do tratamento inferior a 10%, e que taxas de insucesso superiores a 10% desencadeiem uma mudança na política de tratamento (OMS, 2010). Cinco testes de eficácia terapêutica realizados em 2003-2004 para a combinação de SP + AS mostraram 100% de eficácia desta combinação contra a malária falciparum em alguns locais no Norte e no Sul do Sudão, enquanto outros locais mostraram taxas de insucesso do tratamento que variaram de 2 a 15,6% no Norte e no Sul do Sudão. É possível que a eficácia desta combinação esteja a começar a ser comprometida pela resistência ao componente SP, como evidenciado pela taxa de insucesso de 31,7% de resistência crescente ao SP em Darawish, no Sudão Oriental. (Elbasit; *et al* 2006)
No Sudão, recomenda-se atualmente um tratamento de 6 doses de AL como tratamento de segunda linha para a malária falciparum não complicada (Malik. e Khalafalla, 2004) e foi registada uma eficácia *in vivo* superior a 90%.

A monitorização contínua dos medicamentos antipalúdicos de primeira e segunda linha é uma das recomendações da OMS para orientar a política em matéria de medicamentos. Além disso, devem ser efectuados testes de eficácia dos medicamentos antipalúdicos recentemente introduzidos para ajudar os decisores políticos a escolher um medicamento antipalúdico de primeira linha alternativo em caso de desenvolvimento de resistência ao medicamento antipalúdico de primeira linha atualmente utilizado.

Objetivo:

O objetivo deste estudo é monitorizar a eficácia da combinação Artemisinina-Piperaquina como medicamento antipalúdico de primeira linha e o papel da infeção multiclonal *por Plasmodium falciparum*, da parasitemia e da idade na resistência aos medicamentos antipalúdicos em crianças com menos de 15 anos de idade na área de Senner tratadas em 2008.

Objetivo específico:

- Determinar a eficácia da Artemisinina-Piperaquina como antipalúdico de primeira linha em crianças com menos de 15 anos na zona de Senner.
- Correlacionar a infeção multiclonal *por Plasmodium falciparum*, a parasitemia e a idade com a resistência à Artemisinina-Piperaquina em crianças com menos de 15 anos na área de Senner.

CAPÍTULO DOIS

Material e métodos

2.1. Desenho do estudo.

Foi utilizado um estudo transversal para avaliar a eficácia da Artemisinina - Piperaquina (Artiquic) no tratamento da malária não complicada em crianças com menos de quinze anos de idade.

2.2. Área de estudo e população:

O presente estudo foi realizado no Centro de Saúde Satti, na cidade de Senner (Fig.2.1), situada no estado de Senner. A área do estado é estimada em 37.844 km^2 e a população, de acordo com o censo de 2009, é de aproximadamente 296 871; os inibidores do estado de Senner são pessoas com grupos multiétnicos e multiculturais.
A cidade de Senner é a sede administrativa da localidade de Senner e, para além da cidade, contém mais de 50 aldeias. A maioria das pessoas trabalha na agricultura, no comércio e um pequeno número de nómadas. O clima da região é um clima tropical de verão e de outono, com uma longa estação chuvosa que começa no início de junho e se prolonga até outubro, com uma densidade elevada em agosto. A precipitação média situa-se entre 450 e 900 ml (Savana rica).
Originalmente, Senner era uma área com malária endémica e perene, com transmissão durante todo o ano. Como resultado da urbanização, das actividades rurais e de controlo da malária, é agora uma área de baixa endemicidade
De acordo com o inquérito do Programa Nacional de Controlo da Malária de 2009, a prevalência da malária na área era de 1,1%. *O Plasmodium falciparum* é a espécie predominante, com menor frequência para o *Plasmodium vivax.*

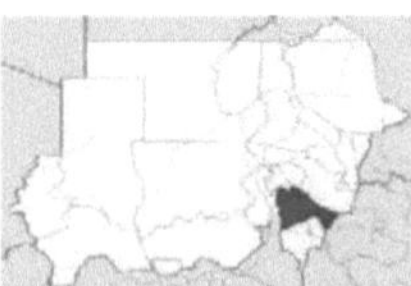

Fig2.1 : Ilustra o estado de Senner

2.3. Seleção dos doentes:

Este estudo fez parte dos inquéritos do Programa Nacional de Controlo da Malária, que foram realizados continuamente para monitorizar a eficácia do Artesunato mais Sulfadoxina-Pirimetamina, como tratamento de primeira linha, e do Arteméter-Lumefantrina como tratamento antimalárico de segunda linha. Em 2008, o programa nacional de controlo da malária adicionou a Artemisinina-Piperaquina (Artiquic) ao

Artesunato mais Sulfadoxina-Pirimetamina e ao Arteméter- Lumefantrina, para testar a sua eficácia como tratamento antipalúdico de primeira linha para adultos e crianças. Apenas as crianças com menos de quinze anos de idade foram incluídas no nosso estudo.

O estudo foi realizado no Centro de Saúde de Satti, em Senner, entre outubro de 2008 e dezembro de 2008. Os doentes que se apresentaram no centro de saúde com queixas de sintomas habitualmente atribuídos à malária, como febre, dores de cabeça, náuseas, ... etc., e que confirmaram a sua infeção por malária ao microscópio, foram incluídos neste estudo depois de obtido o seu consentimento informado. Os doentes selecionados foram entrevistados e examinados fisicamente por um médico; foram registados os sintomas, a história clínica, a frequência dos ataques de malária, o último ataque, o medicamento antipalúdico utilizado e a dose, e a temperatura axilar foi medida com um termómetro (Anexo 4).

Os doentes foram selecionados de acordo com os critérios de inclusão sugeridos pelo protocolo da OMS (Monitoring the therapeutic efficacy of anti-malarial drugs for acute and uncomplicated falciparum malaria, 2003). Os critérios de inclusão foram os seguintes:

(1) Monoinfecção com *Plasmodium falciparum,* com contagem de parasitas assexuados de 1000-100000/µl de sangue.

(2) Ausência de sintomas de malária falciparum grave e complicada.

(3) Ausência de sinais gerais de perigo.

(4) Presença de febre aquando da consulta ou antecedentes de febre nas últimas 48 horas.

(5) Ausência de estados febris causados por outras doenças que não a malária.

(6) Capacidade de comparecer à visita de acompanhamento estipulada.

(7) Consentimento informado do paciente ou dos pais da criança.

(8) As mulheres grávidas foram excluídas.

(9) Não foi efectuado qualquer tratamento anti-malárico nas últimas duas semanas.

2.4. Tratamento e acompanhamento:

Oitenta e quatro crianças com malária falciparum sem complicações e que satisfaziam os critérios de inclusão foram recrutadas para o estudo. Foram tratadas com Artemisinina-Piperaquina (Artiquic) dose padrão Artemisinina 62,5mg + Piperaquina 375mg comprimidos ou grânulos consoante a idade da criança. Geralmente, a dose padrão para adultos foi administrada da seguinte forma: comprimidos às 0 horas e às 24 horas, com 4 comprimidos como dose total ao longo de 2 dias. As crianças com idades compreendidas entre os 7 e os 15 anos receberam 1 a 1A comprimidos às 0 e 24 horas, dependendo do grupo etário (Anexo 1) e as crianças com idades compreendidas entre 1 e 6 anos receberam grânulos (Unidade: saqueta) 1 a 1 1/2 saqueta às 0 e 24 horas, dependendo do grupo etário (Anexo 1).

Todos os pacientes foram acompanhados durante 28 dias para monitorizar a eficácia do medicamento, de acordo com o manual de monitorização da OMS de 2003. Durante o acompanhamento, os doentes foram reexaminados (clínica e parasitológica) nos dias 3, 7, 14, 21 e 28 após o tratamento, de acordo com as principais etapas do protocolo da OMS para estudos *in vivo*. A informação clínica foi registada em folhas de acompanhamento e posteriormente introduzida no programa de base de dados. Além disso, foram efectuados esfregaços de sangue e papéis de filtro de sangue em todos os dias do acompanhamento. Os doentes que ficaram gravemente doentes ou que a parasitemia não desapareceu no prazo de 7 dias ou que recrudesceu nos dias 14-28, foram tratados com uma dose curativa de artesunato mais sulfadoxina-pirimetamina e acompanhados até ficarem livres do parasita.

2.5. Classificação da resposta terapêutica:

Após a realização do teste *in vivo*, o resultado do tratamento foi classificado em quatro categorias: falha precoce do tratamento (FTE), falha tardia do tratamento (FAL), resposta clínica e parasitológica adequada (ACPR) e falha parasitológica tardia (FPL). Os critérios de classificação constam do apêndice 3.

2.6. Caracterização molecular dos genes polimórficos *de Plasmodium falciparum* (MSP1 e MSP2):

Foi efectuada a genotipagem dos genes polimórficos MSPland MSP2 *do Plasmodium falciparum* para alguns parasitas falciparum isolados do grupo de estudo para deteção de infeção multiclonal por falciparum e confirmação da resistência à Artemisinina-Piperaquina.

2.6.1 Extração de ADN:

Os materiais necessários para a extração de ADN são enumerados no apêndice 5. O isolamento do ADN foi efectuado utilizando o método chelex descrito por Plow *etal* (1995) com algumas modificações. Em resumo: 1/4-1/6 da mancha de sangue foi cortada com uma lâmina estéril e colocada num tubo Eppendrof de 1,5 ml e incubada durante a noite em 1 ml de saponina a 0,5% em 1XPBS (solução salina tamponada com fosfato) a 4° C (a hemoglobina é libertada na lavagem, deixando o ADN do parasita no papel). A solução castanha foi rejeitada e substituída por 1 ml de BPS e incubada a 4° C durante 15 a 30 minutos, após agitação suave dos tubos várias vezes. Em seguida, a solução de PBS no tubo que contém o papel de filtro foi removida e substituída por 200 µl de solução de Chelex preparada (50 µl de solução de Chelex a 20% foram adicionados a 150 µl de água sem DNase). Os tubos que contêm o papel de filtro e a solução de Chelex foram então aquecidos a 100°C durante 10 minutos (durante este passo, o tubo foi agitado em vórtice duas a três vezes). Os tubos foram centrifugados a 10000Xg numa microcentrífuga durante 2 minutos e o sobrenadante contendo o ADN foi removido para tubos frescos estéreis sem transferir qualquer quantidade de matriz Chelex. Em seguida, a solução de ADN foi armazenada a -2°0 C para análise PCR.

2.6.2. Reação em cadeia da polimerase (PCR):

O ADN extraído das amostras de sangue recolhidas foi sujeito a amplificação por PCR. A PCR foi efectuada utilizando iniciadores para amplificar os genes polimórficos msp1e msp2 . Para aumentar a sensibilidade da deteção, foram efectuadas duas séries de PCR para cada gene, utilizando dois conjuntos de iniciadores exteriores e aninhados (quadro 2.1). O produto de PCR gerado pelos iniciadores externos foi utilizado como modelo para a segunda ronda de PCR utilizando iniciadores aninhados. Esta técnica é conhecida como reação em cadeia da polimerase aninhada.

2.6.2.1. Reagentes de PCR:

Os reagentes e materiais necessários para a PCR são enumerados no apêndice 6. As soluções de trifosfato de desoxinucleótidos (dNTPS) foram fornecidas como solução-mãe a 100 mM, diluídas para uma solução de trabalho a 10 mM, misturando 10 µl de cada uma das soluções de dATP, dCTP, dGTP e dTTP (100 mM) e completando o volume para 100 µl com água destilada estéril, misturando e armazenando a -20◦ C, ou como solução-mãe de dNTPS a 10 mM pronta para utilização direta. Os primers utilizados para amplificar diferentes genes (Tabelas 1) foram fornecidos por diferentes empresas, de acordo com a sequência requerida. Os primers simples foram diluídos a 10 pM (100X) de acordo com as instruções do fabricante e armazenados a -20◦ C.

2.6.2.2 Protocolo geral de PCR:

A reação foi realizada em 20u de mistura contendo 1XPCR buffer (1,5mM MgCl2, 50 M mKCl, 10mM Tris-HCl, pH 8,3), 125mM de cada dNTPS, 250nm de cada primer e 1 unidade de enzima taq DNA polimerase. Para minimizar os erros de pipetagem e poupar tempo, foi preparada uma pré-mistura com todos os reagentes necessários para um grupo de amostras. A mistura foi preparada num tubo estéril de 1,5 ml, de acordo com o número de amostras. A mistura foi então aliquotada em tubos de PCR de 0,5 ml com 20 pl. Foram então adicionados dois microlitros de DN A extraído a cada tubo correspondente. Foram incluídos controlos positivos e negativos em cada execução da PCR. Não foi adicionado ADN à mistura de PCR no tubo de controlo negativo (em vez disso, foi adicionada uma quantidade equivalente de água de PCR). O tubo de controlo positivo continha ADN genómico extraído de um clone *de Plasmodium falciparum* em cultura. Na ronda de PCR aninhada, todos os passos foram repetidos, mas apenas o par de iniciadores externos foi substituído pelo par de iniciadores aninhados e o produto primário da PCR foi utilizado como ADN.

2.6.3. Análise do produto de PCR:

Após a amplificação da PCR, 4-5 µl do produto nested foram carregados em gel de agarose a 1,5% em tampão 1X Tris-Borato EDTA (TBE) (0,09M ácido bórico, 0,09M Tris, 0,002M EDTA) com brometo de etídio (5mg/ml) para visualizar o ADN. O marcador molecular de ADN de 100 pb ladder foi colocado em poços paralelos. O gel foi colocado durante cerca de 30 minutos em TBE 1X a 80 volts. O gel foi examinado utilizando um transiluminador UV ou um sistema de documentação do gel. Os controlos PCR e as amostras foram examinados e as imagens do gel foram guardadas no computador de documentação do gel.

(i) Tipagem do gene da proteína-1 de superfície do merozoíto (MSP-1): A PCR aninhada foi utilizada para amplificar a região polimórfica no gene mspl, tal como descrito por Ranford-Cartwright, L.C., *et al.* 1993. O ADN do parasita foi amplificado utilizando dois pares de iniciadores externos O1 e O2 e iniciadores aninhados N1 e N2 (quadro 2.1). A PCR foi realizada em misturas de reação de 20 µl, conforme descrito acima na secção 2.6.2.2. Foram utilizadas as seguintes condições de ciclo para a reação externa, 94^0C /3 min, [94^0C /25 seg, 50^0C /35 segundos e 68^0C/2min 30 seg] para 30 ciclos, 72^0C \3 min. O tamanho dos produtos da PCR externa de MSP1 varia entre 400 e 700 pb. As reacções de nested foram realizadas a [94^0C /25 50 seg., 50^0C /35 seg., 68^0C/2min 30 seg.] durante 30 ciclos, 72^0C \3 min. Os produtos de PCR aninhados de MSP1 variam em tamanho entre 400-600 pb.

(ii) Tipagem da proteína de superfície do merozoíto-2gene-1 (MSP-2): A PCR aninhada foi utilizada para amplificar a região polimórfica no gene msp1, tal como descrito por Ranford-Cartwright, L.C., *et al.* 1993. O ADN do parasita foi amplificado utilizando dois pares de iniciadores externos S3 e S2 e iniciadores aninhados S1 e S4 (quadro 2.1). A PCR foi realizada em misturas de reação de 20 µl, tal como descrito na secção 2.4.2.2. Foram utilizadas as seguintes condições de ciclo para a reação externa, 94^0C /3 min, [94^0C /25 seg, 42^0C /60 seg, 65^0C/2min] durante 30 ciclos, 72^{0}C \3 min. Os produtos da PCR externa de MSP2 variam em tamanho entre 450-800 pb. As reacções de nested foram realizadas a [94^{0}C /25 segundos, 50^{0}C /60 segundos, 70^{0}C/2min] durante 30 ciclos, 72^{0}C \3 min. Os produtos da PCR aninhada MSP2 variam em tamanho entre 400-700 pb.

Tabela 2.1: Sequências das proteínas de superfície dos merozoítos *de Plasmodium falciparum* (MSP-1 e MSP-2)

Primer	Sequence	Position
O1	CACATGAAAGTTATCAAGAACTTGTC	MSP1 outer
O2	GTACGTCTAATTCATTTGCACG	MSP1 outer
N1	GCAGTATTGACAGGTTATGG	MSP1 nested
N2	GATTGAAAGGTATTTGAC	MSP1 nested
S3	GAAGGTAATTAAAACATTGTC	MSP2 outer
S2	GAGGGATGTTGCTGCTCCACAG	MSP2 outer
S1	GAGTATAAGGAGAAGTATG	MSP2 nested
S4	CTAGAACCATGCATATGTCC	MSP2 nested

2.7. Aprovação ética:

Foi obtida aprovação ética do Comité de Ética do Ministério Federal da Saúde através do Programa de Controlo da Malária.

O Diretor do Centro de Saúde Satti foi oficialmente notificado pelo Diretor-Geral do Ministério da Saúde do Estado e o consentimento dos doentes foi obtido após uma explicação clara do objetivo do estudo.

Os dados recolhidos dos pacientes foram bem preservados e altamente confidenciais.

2.8. Análise dos dados:

Os dados foram analisados utilizando o Statistical Package for Social Sciences (SPSS) versão 18 para Windows. O teste do qui-quadrado foi utilizado para a comparação de proporções. Foi utilizado para testar associações entre a infeção multiclonal e o outcometo de tratamento Artemisinina-Piperaquina, a parasitemia e o grupo etário. De acordo com a distribuição dos dados, as contagens médias de parasitas e a idade foram comparadas utilizando o teste t de Student. Também foi utilizada a análise de correlação. A diferença foi considerada significativa quando o valor de P foi $< 0,05$.

CAPÍTULO TRÊS

Resultado

O presente estudo fez parte do teste da eficácia da Artemisinina-Piperaquina como medicamento antipalúdico de primeira linha em caso de desenvolvimento de resistência ao Artesunato mais Sulfadoxzina-Pirimetamina, que é atualmente utilizado como medicamento antipalúdico de primeira linha no Sudão. O estudo de eficácia foi efectuado no Centro de Saúde de Satti, na cidade de Senner, entre outubro e dezembro de 2008; o estudo principal tinha como alvo crianças e adultos, mas apenas as crianças com menos de quinze anos foram incluídas no nosso estudo.

Este estudo teve como objetivo correlacionar a multiplicidade da infeção por falciparum, a parasitemia e a idade dos doentes com o resultado do tratamento com Artemisinina-Piperaquina, para além da deteção do nível de resistência à Artemisinina-Piperaquina como antipalúdico de primeira linha.

3.1 Avaliação da eficácia da Artemisinina-Piperaquina (Artiquic):

Oitenta e quatro (84) pacientes foram incluídos no estudo e todos eles completaram o período de acompanhamento. A Artemisinina-Piperaquina conseguiu eliminar a parasitémia de 82 (97,6%) doentes. O resultado do tratamento foi o seguinte: 82 (97,6%) apresentaram resposta clínica e parasitológica adequada (ACPR), um doente (1,2%) apresentou falência precoce do tratamento (ETF) e um doente (1,2%) apresentou falência parasitológica tardia (LPF). O doente classificado como falência precoce do tratamento no segundo dia, a sua parasitémia subiu de 36000p/pl no dia 0 para 48000p/pl no dia 2 e o outro doente que apresentou falência parasitológica tardia desenvolveu parasitémia no dia 14.

3.2. Efeito da idade no resultado do tratamento:

A idade do grupo de estudo variava entre um ano e 14 anos. A idade média foi de 6,63 anos. A idade tem um papel significativo no resultado do tratamento, as duas crianças classificadas como tendo falhado o tratamento eram do grupo com menos de cinco anos (P= 0,043). Havia 28 crianças com menos de cinco anos, das quais apenas duas (7,1%) não conseguiram eliminar a parasitemia, enquanto as restantes 26 (92,9%) crianças conseguiram eliminar a parasitemia. As crianças com idade igual ou superior a cinco anos eram 56 (100%) e todas elas conseguiram eliminar a parasitemia (Tabela 3.1.). Embora a média de idade na resposta clínica e parasitológica adequada fosse superior à média de idade no grupo de insucesso do tratamento, não se observou uma diferença estatisticamente significativa (P= 0,126). A idade média no grupo com resposta clínica e parasitológica adequada e no grupo com insucesso do tratamento foi de 6,72 anos e 3,00 anos, respetivamente (Tabela 3.3). A análise de correlação confirmou o papel significativo da idade no resultado do tratamento (P= 0,043).

Tabela 3.1: Relação entre a idade e o resultado do tratamento

Age	Adequate response	Treatment failure	*P – value*
Mean (± SD)	6.72 ± 3.666	3.00 ± 1.414	0.126*
< 5 years (no. / %)	26 (92.9%)	2 (7.1%)	0.043**
≥ 5 years (no. / %)	56(100%)	0 (0%)	

* Teste t de Student ** Teste Qui-quadrado

3.3. Associação entre a parasitemia inicial e o resultado do tratamento:

Embora a contagem média de parasitas nos doentes com insucesso do tratamento fosse comparativamente mais elevada do que a contagem de parasitas nos doentes com resposta clínica e parasitológica adequada, não foi observada qualquer diferença estatística (P= 0,609). A contagem média de parasitas foi de 40214p/µl e 52550p/µl na resposta clínica e parasitológica adequada e no insucesso do tratamento, respetivamente. A ausência de associação entre a parasitemia inicial e o resultado do tratamento foi confirmada pela análise de correção (P= 468).

Tabela 3.2: Relação entre a contagem média inicial de parasitas e o resultado do tratamento.

	Total number	Initial mean parasite count (p/µl) (± SD)	*P- value*
Adequate response	82	40214 (23630)	0.609*
Treatment failure	2	52550 (24819)	

* Teste t de Student

3.4. Determinação da reinfeção versus recrudescência:

Foi efectuada a genotipagem da região polimórfica dos genes falciparum da proteína de superfície do merozoíto 1 (MSP1) e da proteína de superfície do merozoíto 2 (MSP2) de isolados, confirmados como resistentes por microscopia no 14º dia. Foram diferenciadas por polimorfismo de tamanho após eletroforese de produtos de PCR. *O Plasmodium falciparum* foi detectado num esfregaço de sangue ao 14º dia e verificou-se que se tratava de uma recrudescência genuína. O gene MSP 2 foi claramente detectado, uma vez que dois dos genótipos detectados no dia 0 eram iguais aos do dia 14 (Fig. 3.1).

MSP2: 166D0, 166 D14 MSP1: 166D0, 166 D14

Fig 3.1: Ilustração da tipagem da amostra 166 no dia 0 e no dia 14 pelos genes MSP1 e MSP2 para determinar se a infeção do dia 14 era uma verdadeira resistência ou uma nova infeção.

3.5. Associação entre infeção multiclonal e resultado do tratamento:

A infeção multiclonal por falciparum tem um papel significativo no resultado do tratamento. Também foi observada uma associação estatística significativa entre a diversidade do gene MSP2 e o resultado do tratamento com Artemisinina-Piperaquina (P= 0,000), mas esta associação não foi observada entre a diversidade do gene MSP1 e o resultado do tratamento com Artemisinina-Piperaquina (P= 0,069) (Tabela 3.4). A análise de correlação confirmou a associação significativa entre a infeção multiclonal e o resultado do tratamento pelos genes MSP2 (P= 0,000) e a falta de associação pelo gene MSP1 (P= 0,072).

Tabela 3.3: Relação entre a infeção multiclonal *por Plasmodium falciparum* e o resultado do tratamento.

Polymorphic genes	**Number of clones**	**Adequate response**	**Treatment failure**	***P*-value**
MSP1 (no. / %)	One clone	29 (100%)	0 (0%)	0.069*
	Two clones	8 (88.9%)	1 (11.1%)	
MSp2 (no. / %)	One clone	40 (97.6%)	1 (2.4%)	0.000*
	Two clones	4 (100%)	0 (0%)	
	Three clones	0 (0%)	1 (100%)	

* Teste do Qui-quadrado

3.6. Frequência da infeção multiclonal *por Plasmodium falciparum*:

A genotipagem da região polimórfica dos genes da proteína de superfície do merozoíto 1 (MSP1) e da proteína de superfície do merozoíto 2 (MSP2) *do Plasmodium falciparum* foi efectuada para 38 isolados e 49 isolados, respetivamente. A infeção monoclonal foi predominante nas amostras estudadas, em 29 (55,8%) por MSP1 e em 41 (78,8%) por MSP2. Dois clones por infeção foram detectados em 9 (17,3%) por MSP1 e 4 (7,7%) por MSP2. Três clones por infeção foram detectados em apenas um (1,9%) isolado por MSP2 e foram observados no paciente que foi classificado como falha tardia do tratamento (Fig. 3.2)

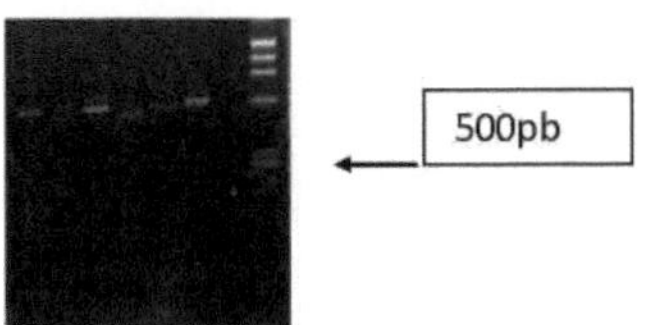

Fig 3.2: Ilustração da multiplicidade de *infeção por Plasmodium falciparuminfection* nas amostras do estudo utilizando a tipagem do gene MSP1. Pistas da esquerda para a direita S1, S2, S3, S4, S5, S6, Controlo negativo e marcador molecular de 100 pb.

CAPÍTULO QUATRO

Discussão

O problema de saúde pública colocado pela malária falciparum é imenso. Prevê-se que o problema continue a ser uma ameaça, apesar dos enormes esforços que estão a ser feitos para o travar, devido ao aparecimento e à propagação de parasitas da malária resistentes a muitos anti-maláricos.

No Sudão, a malária causa até 7,5 - 10 milhões de casos e 35 000 mortes por ano (Malik e Khalafalla, 2004). Devido à propagação da malária *Plasmodium falciparum* multirresistente no Sudão (Adam, *etal.* 2004b), o programa nacional de controlo da malária foi transferido para ACTs em 2004. Após a introdução dos ACT, o programa nacional de controlo da malária iniciou uma monitorização contínua da eficácia dos medicamentos antipalúdicos de primeira e segunda linha.

Este estudo foi realizado com o objetivo de avaliar a eficácia da Artemisinina-Piperaquina (Artiquic) como medicamento anti-malárico de primeira linha. Além disso, procurou-se descobrir a relação entre a infeção multiclonal *por Plasmodium falciparum*, a parasitemia, a idade e a eficácia da Artemisinina-Piperaquina na zona de Senner.

Foi detectado um elevado nível de eficácia da Artemisinina-Piperaquina (97,6%) na zona de Senner. O mesmo nível de eficácia da Artemisinina-Piperaquina foi detectado em estudos anteriores realizados na China, Vietname, Camboja, Indonésia e Tailândia, que mostraram que a Artemisinina-Piperaquina tinha uma elevada taxa de cura de 97% em zonas epidémicas *de Plasmodium falciparum* multirresistentes. (http://www.artepharm.com/ProductShow/en.html acedido em 4-4-2014).

Mas, em comparação com os principais resultados da eficácia dos ACTs realizados no Sudão, o nível de eficácia da Artemisinina-Piperaquina no presente estudo é considerado inferior aos níveis de eficácia registados no artesunato mais SP e Artemether mais lumefantrina (o tratamento antipalúdico de primeira e segunda linha no Sudão) aquando da sua introdução (Mohamed, *et al.* 2006; Elamin, *et al.* 2005). Apesar do elevado nível de eficácia da artemisinina- piperaquina neste estudo, a atenção deve ser direcionada para o nível de resistência de 2,4%. A realização de ensaios de eficácia relativos a diferentes doses do regime de artemisinina-piperaquina pode ajudar a salvar esta combinação como reserva para substituir o atual tratamento antipalúdico de primeira linha. Esta opinião é apoiada pelas conclusões de Krudsood *etal.,* 2007, que mostraram que, num estudo de variação de dose, o curso de dois dias de ARPQ foi menos eficaz do que um regime de três dias de ARPQ (taxas de cura ajustadas por PCR, 75% vs. 98%) no tratamento de doentes tailandeses com malária *Plasmodium falciparum* não complicada, com um período de acompanhamento de 28 dias.

Recentemente, a preocupação com a eficácia dos ACT diminuiu na fronteira entre a Tailândia e o Camboja, historicamente um local de resistência emergente aos medicamentos anti-malária.

A monitorização no Camboja ocidental mostrou um declínio na eficácia da terapia combinada baseada na artemisinina nos últimos anos, mas as contribuições relativas da resistência à artemisinina, ao medicamento parceiro e a outros factores não são claras (Alker, *et al.*, 2007; Denis, *et al*, 2006).

A investigação anterior sobre a resposta à terapia antimalárica centrou-se principalmente nos mecanismos pelos quais os parasitas medeiam a resistência aos medicamentos (Wongsrichanalai, *et al*, 2002) . No entanto, outros factores, como a idade (um substituto para a imunidade adquirida) e a densidade do parasita, também estão associados à resposta ao tratamento antipalúdico (Dorsey, *et al.*, 2004). O presente estudo demonstrou claramente a contribuição significativa do fator idade no desenvolvimento do insucesso do tratamento com Artemisinina-P iperaquina. Observou-se um papel significativo da idade na eliminação da parasitemia quando a idade dos patens foi agrupada no grupo com menos de cinco anos e no grupo com cinco anos ou mais (P= 0,043), mas quando se comparou a idade média de todos os doentes do estudo, não se observou uma diferença significativa entre a idade média dos doentes que falharam o tratamento e a resposta clínica e parasitológica adequada (P= 0,126). O papel significativo da idade entre o grupo com menos de cinco anos e o grupo com mais de cinco anos está de acordo com os resultados obtidos anteriormente no Sudão (Elamin, *et al.*, 2007; Abdel-Hameed, *et al.*, 2001). Isto deve-se provavelmente ao desenvolvimento gradual da imunidade adquirida no grupo com mais de cinco anos, enquanto o grupo com menos de cinco anos tem uma imunidade adquirida baixa em comparação. Verificou-se que a idade é um fator crucial no desenvolvimento da imunidade adquirida e também desempenha um papel vital na gravidade da doença. O grau de exposição de uma população ao parasita em áreas endémicas parece estar amplamente correlacionado com a distribuição etária, de acordo com os sintomas clínicos e o desenvolvimento da imunidade. A idade jovem foi previamente identificada como um fator de risco importante para o insucesso do tratamento (Fontanet e Walker, 1993; Dorsey, *et al*, 2000). A parasitemia inicial não tem um papel significativo no desenvolvimento de insucesso do tratamento com Artemisinina-Piperaquina no presente estudo (P= 0,609). Embora uma carga parasitária mais elevada esteja associada a um risco acrescido de insucesso do tratamento com cloroquina ou mefloquina (Dorsey, *et al.*, 2000; Hamer, *et al.*, 2003; Sowunmi, *et al.*, 2004; Sowunmi, *et al.*, 2005), sulfadoxina-pirimetamina (Terlouw, *et al.*, 2003) ou mesmo com infecções recrudescentes após monoterapia com artesunato (Ittarat, *et al,* 2003) . Em contrapartida, Sowunmi, *et al.* 2006 observaram que uma carga parasitária mais elevada na apresentação não estava associada a um risco acrescido de insucesso do tratamento com sulfadoxina-pirimetamina.

A diversidade genética no *Plasmodium falciparum* é elevada e gera um grande número de parasitas funcional e antigenicamente diferentes. A variabilidade em certos loci pode levar a estirpes de parasitas que diferem na sua capacidade de escapar ao reconhecimento pelo sistema imunitário do hospedeiro. A variabilidade genética do *Plasmodium falciparum* em Senner foi estimada pela extensão do polimorfismo nos genes que codificam a proteína de superfície do merozoíto 1 (msp-1) e a proteína de superfície do merozoíto 2 (msp-2). A variabilidade destes genes foi também utilizada para determinar a multiplicidade das infecções individuais.

Foi registada uma menor multiplicidade de infeção na malária grave em comparação com a malária sem complicações e a diversidade genética do parasita em ambos os grupos era muito grande (Robert, et *al*., 1996). No entanto, a relação entre o número de estirpes numa única infeção por malária e o insucesso do tratamento antimalárico não foi estabelecida de forma conclusiva. No presente estudo, a infeção multiclonal *por Plasmodium falciparum* detectada pela diversidade da proteína 2 da superfície do merozoíto tem um papel significativo no insucesso do tratamento com Artemisinina-Piperaquina (P= 0,000). Esta relação significativa não foi confirmada pelo gene da proteína de superfície do merozoíto. Kyabayinze*, et al.,* (2008)*,* ao constatarem que as crianças infectadas com múltiplas estirpes tiveram um aumento de quase 3 vezes no insucesso do tratamento em comparação com os seus colegas de idade infectados com uma única estirpe, apoiam o nosso resultado relativamente ao papel significativo no insucesso do tratamento com *Artemisinina-Piperaquina*. Estes resultados sugerem que a diversidade e a multiplicidade de estirpes contribuem para a resistência aos medicamentos e acrescentam uma nova perspetiva à nossa compreensão da epidemiologia da resistência aos medicamentos anti-maláricos e das possíveis intervenções para melhorar os resultados do tratamento.

Os esforços no sentido de diminuir a multiplicidade da infeção (MTI, TPI, FII, quimioterapia e uma vacina contra a malária quando estiver disponível) podem melhorar a resposta ao tratamento antipalúdico, independentemente de outros factores do parasita e do hospedeiro, e são susceptíveis de abrandar a propagação da resistência aos medicamentos. Espera-se que uma terapia mais eficaz em crianças com doença sintomática reduza o número de estirpes de parasitas que sobrevivem ao tratamento, reduzindo a multiplicidade de estirpes na população de parasitas (Kyabayinze, *et al*., 2008).

Por conseguinte, estes resultados apoiam a utilização de estratégias múltiplas para prevenir e controlar a malária e fornecem uma base factual a favor de medidas de controlo dos vectores para prolongar a eficácia dos medicamentos antimaláricos.
A análise dos isolados do estudo revelou uma baixa diversidade dos genes MSP1 e MSP2. A infeção por um único clone foi observada na maioria dos isolados do estudo, seguida da infeção por dois clones. A infeção por três clones foi observada apenas num isolado isolado de uma criança classificada como falha parasitológica tardia ao 14.º dia, confirmada por PCR. No Sudão, foram efectuados muitos trabalhos sobre a correlação entre a infeção multiclonal por *Plasmodium falciparum* e a transmissão por Babiker, Creasey *et al.* 1991.
Numa zona de baixa transmissão, a maioria das crianças tinha infecções monoclonais e a diversidade não previa um risco de paludismo clínico. Numa zona de transmissão moderada, as infecções assintomáticas com 2 clones foram, em comparação com 1 clone, associadas a um risco acrescido de paludismo subsequente. Numa avaliação comparativa numa zona de alta transmissão na Tanzânia, as infecções multiclonais conferiram um risco reduzido. As diferentes associações não lineares entre o número de clones e a morbilidade da malária sugerem que os níveis de tolerância a infecções multiclonais dependem da transmissão em resultado da exposição cumulativa a infecções antigenicamente diversas por *Plasmodium falciparum*.

Conclusão

- A Artemisinina-Piperaquina teve uma taxa de cura elevada como tratamento antipalúdico de primeira linha na área de estudo. Outros estudos efectuados na China, Vietname, Camboja, Indonésia e Tailândia mostraram que a Artemisinina-Piperaquina tinha uma elevada taxa de cura de 97% em epidemias *de Plasmodium falciparum* epidemia (http://www.artepharm.com/ProductShow/en.html acedido em 4-4-2014).

- No presente estudo, a Artemisinina-Piperaquina teve um nível de eficácia elevado, no entanto, este nível é considerado inferior aos níveis de eficácia registados no artesunato mais SP e Artemether mais lumefantrina aquando da sua introdução como tratamento antipalúdico de primeira e segunda linha no Sudão (Mohamed, *etal, 2006)* (Elbasit, *etal,* 2006).

- A idade tem um papel significativo no insucesso do tratamento com Artemisinina-Piperaquina. Apenas dois doentes neste estudo foram classificados como falência precoce do tratamento e falência parasitológica tardia; ambos tinham menos de cinco anos. Este facto validou o valor da idade como marcador imunológico, tal como referido noutros estudos.

-A parasitemia inicial não tem um papel significativo no desenvolvimento de insucesso do tratamento com Artemisinina-Piperaquina no presente estudo. Embora estudos anteriores no Sudão tenham relatado o efeito significativo da parasitemia inicial no insucesso do tratamento, não houve justificação para a falta de associação entre a parasitemia inicial e o insucesso do tratamento no presente estudo.

-A infeção multiclonal por *Plasmodium falciparum* detectada pela diversidade da proteína 2 da superfície do merozoíto tem um papel significativo no insucesso do tratamento com Artemisinina-Piperaquina no presente estudo. A proteína 2 da superfície do merozoíto de *Plasmodium falciparum é* considerada um bom candidato para inclusão numa vacina contra a malária. Vários estudos relataram a relação entre a proteção e as respostas imunitárias humorais aos antigénios MSP-2. A maioria das crianças no presente estudo tinha infeção falciparum monoclonal. A infeção com dois clones de *Plasmodium falciparum* também foi comum (17,3%), mas a infeção com três clones *de Plasmodium falciparum* só foi detectada numa criança classificada como falência parasitológica tardia. A maioria dos episódios clínicos de malária resultou de infecções com múltiplas estirpes *de Plasmodium falciparum* e, por conseguinte, apresentou um risco acrescido de insucesso do tratamento.

Os esforços para diminuir a multiplicidade da infeção (MTI, IPT, IRS, Quimioterapia e uma vacina contra o paludismo quando estiver disponível) podem melhorar a resposta ao tratamento antipalúdico, independentemente de outros factores do parasita e do hospedeiro, e são susceptíveis de abrandar a propagação da resistência aos medicamentos.

Recomendação

Com base nestas conclusões, foram sugeridas as seguintes recomendações:

1- São necessários mais estudos clínicos/imunológicos para definir os factores que podem influenciar o resultado clínico do tratamento anti-malárico em vários focos endémicos.

2- Mais ensaios de eficácia da Artemisinina-Piperaquina utilizando diferentes regimes de dosagem do medicamento para detetar a dose mais eficaz.

3- Apoiar a utilização de estratégias múltiplas para prevenir e controlar a malária e fornecer uma base de provas a favor de medidas de controlo dos vectores para prolongar a eficácia dos medicamentos anti-maláricos.

Referências

Abbas,A. K., Lichman, A. H. e Pillai, S. (2003): Cellular and molecular immunology.Fifth Edition.W.B.Saunders Company. *The Curtis center,* 15:361.

Abdel-Hameed,A. A., El-Jak, I. E., Faragalla, I. A. (2001): Sentinel posts for monitoring therapeutic efficacy of anti-malarial drugsagainst *Plasmodium falciparum* in the Sudan. *Afric.Jour.of MedandMedSci.* 30(S):1-5.

Adam, I., Osman, M. E., Elghzali, G., Ahmed, G. I., Gustafssons, L. L., Elbashir, M. I. (2004): Eficácia da cloroquina, da sulfadoxina-pirimetamina e do quinino no tratamento da malária não complicada causada *por Plasmodiumfalciparum* no leste do Sudão. *Ann. Trop. Med. Parasitol.* 98:661-666.

Adam, I., A-Elbasit, I. E., Idris, S. M., Malik, E. M. e Elbashir, M. I. (2005): Uma comparação da eficácia do artesunato mais sulfadoxina-pirimetamina com a da sulfadoxina-pirimetamina isolada, no tratamento da malária não complicada *por Plasmodium falciparum* no Sudão oriental. *Ann. Trop. Med. Parasitol.* 99(5): 449-455.

Adam, I., Ibrahim, M. H., A-Elbasit, I. E. e Elbashir, M. I. (2004a): Efficacy of sulfadoxine/pyrimethamine for uncomplicated *Plasmodium falciparum* malaria in a small sample of Sudanese children. *East. Mediterr. Health.Jour.* 10: 309-14.

Adam, I., Osman, M. E., Elghzali, G., Ahmed, G. I., Gustafssons, L. L.e Elbashir, M. I. (2004b): Eficácia da cloroquina, da sulfadoxina-pirimetamina e do quinino no tratamento da malária não complicada causada *por Plasmodium falciparum* no Sudão Oriental. *Ann. Trop. Med. Parasitol.* 98: 661-6.

A- Elbasit,I. E.,Elbashir,M. I. andKhalil,A. l. M. (2006):ineasternSudantheinterrelationresistance, age and gametocytogenesis. *TropMedand InterHeal;* 11: 604 - 612.

Afoot, S. J., e Cowman, A. F. (1994): O modo de ação e o mecanismo de resistência dos medicamentos anti-maláricos. *Ata Trop.* 56: 157-171.

Alker, A. P., Lim, P. e Sem, R. (2007): Pfmdr1 e resistência *in vivo* ao artesunato - mefloquina
e mefloquina para o tratamento da malária falciparum não complicada.*Trop Med Int Health*; 11:1360.

Amukoye, E., Winstanley, P. A., Watkins, W. M., Snow, R. W., Hatcher, J., Mosobo, M., Ngumbao, E., Lowe, B., Ton, M., Minyiri, G. e Marsh, K. (1997): Chlorproguanil-Dapsone: Tratamento eficaz para a malária falciparum não complicada. Antimicrob. *Agents Chemother.* 41: 2261-226.

Anders, R. F.,(1990): Diversidade estrutural no antigénio de superfície do merozoíto de 45 quilodaltos do *Plasmodiumfalciparum. Mol. Bioche. Parasitol.* 39: 227-234.

Aronsson, B., Bengtsson, E., Bjorkman, A., Pehrson, P. O., Rombo, L., Aubouy, A.,

Migot-Nabias, F. e Deloron, P. (2007): Correlações entre o resultado do tratamento e a resposta de anticorpos anti-MSP119 e factores genéticos relacionados com os eritrócitos na malária por *Plasmodium falciparum*. *Infection, Genet and Evolu.* 7: 147-154.

Babiker, H. A., Creasy, A. M., Bayoumi, R. A., Walliker, D. e Arnot, D. E. (1991): Genetic diversity of the human malaria parasite *Plasmodium falciparum* in a village in eastern Sudan. 2. Resistência aos medicamentos, cariótipos moleculares e genótipo mdr-1 em isolados de campo recentes. *Trans. Roy. Soc. Trop. Med. Hyg.* 85: 578-583.

Bakyaita, N., Langi, P., Talisuna, A. e Edmonson, J. (2000): Getting research into policy: using anti-malarial drug resistance study results for policy change in Uganda. In: Moving Targets: Parasites, Resistance and Access to Drugs; International Colloquium, Antuérpia, 4-6. Livro de resumos. Instituto Prince Leopold de *TropMed, Antuérpia, Bélgica,* 50 p.

Basco, L. K. e Ringwald, P. (2001) Molecular epidemiology of malaria in Yaounde, Cameroon. VIII. Infecções múltiplas *por Plasmodium falciparum* em doentes sintomáticos. *Am.JourTrop Med asmodiumHyg*. 65(6):798-803.

Basco, L. K. (1991): Ineficácia da amodiaquina contra a malária resistente à cloroquina. *Lancet.* 338: 1460-1460.

Basco, L. K., e Ringwald, P. (2001): Analysis of the key pfcrt point mutation and *in vitro* and *in vivo* response to chloroquine in Yaounde, Cameroon. *Jour. Infect. Dis.* 183: 1828-1831.

Bijl, H. M., Kager, M., Koetsier, D. W. e van der Warf, T. S. (2000): Chloroquine and sulfadoxine-pyrimethamine resistant *falciparum* malaria *in vivo* - a pilot study in rural Zambia. *Trop. Med. Int. Health.* 5: 692-95.

Bloland, P. (2001): Drug resistance in malaria. WHO/CDS/CSR/DRS/2001.4. Genebra: Organização Mundial de Saúde.

Bloland, P. B., Kazembe, P. N., Oloo, A. J., Himonga, B., Barat, L. M. e Ruebush, T. K. (1998): Chloroquine in Africa: critical assessment and recommendations for monitoring and evaluating chloroquine therapy efficacy in sub-Saharan Africa. *Trop. Med. Int. Health* . 3: 543-552.

Borre, M. B, Dziegiel, M., Hogh, B., Petersen, E., Rieneck, K., Riley, E., Meis, J. F., Aikawa, M., Nakamura, K., Harada, M., Wind, A., Jakobsen, P. H., Cowland, J., Jepsen, S., Axelsen, N. S. e Vuust, J. (1991): Primary structure and localization of a conserved immunogenic *Plasmodium falciparum* glutamate rich protein (GLURP) expressed in both the preerythrocytic and erythrocytic stages of the vertebrate lifecycle. *Mol. Biochem. Parasitol.* 49: 119-32.

Breden-kamp, B. L., Sharp, B. L., Mthembu, S. D., Durrheim, D. N. e Barnes, K. I. (2001): Failure of sulphadoxine-pyrimethamine in treating *Plasmodiumfalciparum* malaria in KwaZulu-Natal. *S. Afric. Med. Jour.* 91: 970-972.

Bruce-Chwatt, L. J., Black, R. H., Canfield, C. J., Clyde, D. F., Peters, W. e Bygbjerg, I. B. (2000): Epidemiology and control of malaria: Areas and constraints to control. Relatório do seminário interdisciplinar e do curso de doutoramento, Tanzânia, 17-25.

Campbell, C. C., Chin, W., Collins, W. E., Teutsch, S. M. e Moss. D. M. (1979): Chloroquine-resistant *Plasmodiumfalciparum* from East Africa: cultivation and drug sensitivity of the Tanzanian I/CDC strain Royalfroman Americ tourist. *Lancet ii:* 1151-1154.

Carter, R. e Mc Groge, I.A. (1973): Variação enzimática em *Plasmodiumfalciparum* na Gâmbia. *Trans. Roy. Soc. Trop. Med. Hyg.* 67:830-7.

Cerami, C., Frevert, U., Sinnis, P., Takacs, B., Clavijo, P., Santos, M. J e Nussenzweig, R. (1992): O domínio basolateral da membrana plasmática dos hepatócitos brars receptors para o circumsporozoíta proteína de *Plasmodiumfalciparumsporozoities,Cell.* 70: 102-.1033.

Childs, G. E., Wimonwattrawatee, T. e Pooyindee, N. (1988): Evaluation of an *invitro* assay system for drug susceptibility of field isolates of *Plasmodium falciparum* from southern Thailand. *Ann. Jour.Trop. Med. Hyg.* 38: 19-23.

Clarke, R., Odialla, H., Ouma, J., e Kennyl, V., MacCabe, R., Rapuoda, B. e Watkins, W. M. (1996): A malaria metric survey in Turkana District Kenya: chemosensitivity of *Plasmodiumfalciparum* infections and the identity of the vetor. *Trans. Roy. Soc. Trop. Med. Hyg.* 90: 320-324.

Corcoran, L. M., Forsyth, K. P., Bianco, A. E., Brown, G. V. e Kemp, D. J (1986): Chromosome size polymorphisms in *Plasmodium falciparum* can involve deletions and are frequent in natural parasite populations. *Cell.* 44: 87-95.

D'Alessandro, U. e Buttiens, H. (2001): History and importance of anti-malarial drug resistance (História e importância da resistência aos medicamentos anti-maláricos). *Trop. Med. Int. Health.* 6:11:845-848.

Djimde, A., Doumbo, O. K., Cortese, J. F., Kayentao, K., Doumbo, S., Diourte, Y., Dicko, A., Su, X. Z., Nomura, T., Fidock, D. A., Wellems, T. E., Plowe, C. V. e Coulibaly, D. (2001a): Um marcador molecular para a *malária falciparum* resistente à cloroquina. *N. Engl. J. Med.* 344: 257-263.

Doherty, J. F., Sadiq, A. D., Bayo, L., Alloueche, A., Olliaro, P., Milligan, P., von Seidlein, L. e Pinder, M. (1999): A randomized safety and tolerability trial of artesunate plus sulfadoxine-pyrimethamine versus sulfadoxine-pyrimethamine alone for the treatment of uncomplicated malaria in Gambian children. *Trans. Roy. Soc. Trop.Med. Hyg.* 93: 543-546.

Druihle, P., Daubersies, P., Patarapotikul, J., Gentile, C., Chene, L., Chongsuphajaiddhi, T.,Mellouk, S.e Langsley, G.(1998): Aprimary malaria infection is composed of avery wide range of genetically diverse but related parasites, *Jouof clinic Invest,* 101, 2008-2016.

Elamin, S. B., Malik, El-F. M., Ahmed, El-D. S., ElAbadi, E. K.e Mohamad, T.A. (2007): Eficácia da terapia combinada de cloroquina e sulfadoxina-pirimetamina mono e contra a malária falciparum no Sudão. *East. Mediterr. Health.Jour.* **13** (1): 25-34.

Elfakih, A. A. (2003): The malaria situation in Sudan; apresentado na conferência sobre opções de tratamento contra a malária no Sudão. 14 -15 de outubro de 2003, Cartum, Sudão.

Farnert, A., Snounou G, Rooth, I., e Bjorkman A. (1997): Dinâmica diária da subpopulação de *plasmodium . falciparum* em crianças assintomáticas em área holoendémica. *AmericJourofTrop.Med.Hyg*: 56: 538-547.

Ministério Federal da Saúde, Organização Mundial de Saúde, Médicos Sem Fronteiras. www.emro.who.int/rbm/SudanConference1003.pd resistente à cloroquina num zambiano que vive na Zâmbia. *Br. Med. Jour. Clin.Res. Ed.* 286:1315-1316.

Feikin, D. R., Dowell, S. F., Nwanyanwu, O. C., Klugman, K. P., Kazembe, P. N., Barat, L. M., Graf, C., Bloland, P. B., Ziba, C., Huebner, R. E. e Schwartz, B. (2000): Increased carriage of trimethoprim-sulfamethoxazole-resistant Streptococcus pneumoniae in Malawian children after treatment for malaria with sulfadoxine-pyrimethamine. *Jour. Infect. Dis.* 181: 1501-1505.

Fentone, B. , Clark, J. T.,Anjam Khan CM, Robinson, J. V.,Walliker, D., Ridly, R.,Seaife, J.,Gand, MC., Bride,JS.(1991).Estrutura e polimorfismo antigénico do antigénio de superfície do merozoíto de 35 a 48 quilogramas Dalton (MSA-2) do *parasita da maláriaplasmodiumfalsiprum.MolcellBio,* 11(4):963-71.

Gargano, N., Cenci, F., Bassat, Q. (2011): Eficácia antimalárica das terapias combinadas antimaláricas à base de piperaquina: factos e incertezas. *Trop. Med. Int.Health.* 16:1466-1473.

Grimmond, T., R., Donovan, K., O. e Riley, I. D. (1976): Chloroquine resistant malaria in Papua New Guinea. *Papua Nova Guiné Med. J.* 19:184-185.

Harinasuta, T., Suntharasamai, P. e Viravan, C. (1965): Chloroquine-resistant *falciparum* malaria in Thailand. *Lancet.* ii:657-660.

Hastings, IM., D'Alessandro, U. (2005) Modelling a predictable disaster: the rise and spread of drug-resistantmalaria. *Parasitol Today,* 16(8):340-347.

Hastings, I. M. e Watkins, W. M. (2005): Intensity of malaria transmission and the evolution of drug resistance (Intensidade da transmissão da malária e evolução da resistência aos medicamentos). *Ata Trop.* 94: 218-229.

Holder, A. A., Lockyer, M. J., Odink, K. G., Saudhu, J. S., Riveros-Moreno, V., Nicholls, S. C., Hillman, Y., Davey, L. S., Tizard, M. L. V., Schwarz, R. T. e Freeman, R. R. (1985): Estrutura primária do precursor dos três principais antigénios

de superfície dos merozoítos *de Plasmodium falciparum. Nature.* 317: 270-273.
Ibrahim, M., Awad El Kariem, F., Elhassan, I. M. e Mubarak, A. (1991): A case control study of *Plasmodiumfalciparum* malaria sensitive to chloroquine but resistant to sulfadoxine /pyrimethamine (Fansidar) in Senner, Sudan. Trans. *Roy. Soc. Trop. Med. Hyg.* 85: 466.
Khalil, I. F. (1995): Sensibilidade do *Plasmodium falciparum* resistente à cloroquina a Fansimef, Mefloquina e Halofantrina em Gedaref, Sudão Oriental (Tese de Mestrado). Fac. of Med. U. of K. Sudan.
Krudsood, S., Tangpukdee, N., Thanchatwet, V., Wilairatana, P., Srivilairit, S., Pothipak, N., Jianping, S., Guoqiao, L., Brittenham, G. M. e Looareesuwan, S. (2007). DoseKyabayinze, D.J., Karamagi, C. K. (2006): Resistência aos medicamentos anti-maláricos. *Med.Mal.Infect*, 36:401-405.
Lee, S. A., Yeka, A., Nsobya, SL., Dokomajilar, C, Rosenthal PJ, Talisuna A, Dorsey, G. (2006): Complexidade das Infecções *por Plasmodiumfalciparum* e Eficácia dos Medicamentos Antipalúdicos em 7 Locais no Uganda. *Jour.Infect.Dis,* 193(8):1160-1163.
Lemeshow, S.e Taber S. (1991) Lot quality assurance sampling: single and double-sampling plans. World Health StatisticsQuarterly 1991;44(3): 115-132.
Mahmud, B., H. (2004): Deteção de genes de resistência do *Plasmodium falciparum* à cloroquina em Cartum. (Tese de Mestrado). *Fac. ofMed.* U. do K. Sudão.
Malik, E.M., Khalafalla O.M. (2004): malária no Sudão: passado, presente e futuro Gezira *Jour.Health.* 1.4-53.
Malik, E.M., Mohamed, T. A., Elmardi, K. A. (2006): da cloroquina à terapia combinada à base de artemisinina: a experiência do Sudão.*Malar.Jour:* 5:65.
Mangen, F., Kironde, F. e Talisuna, A. (2008). A multiplicidade da infeção por *Plasmodium falciparum* prevê o resultado do tratamento anti-malárico em crianças ugandesas. *AfricHealthSci* 8(4):200-205.
Meyer, C. G., May, J., Arez, A. P., Gil, J. P. e do Rosario, V. (2002): Genetic divers ity of *Plasmodium falciparum*: asexual stages. *Trop. Med. Int. Health.* 7 (5): 395-408.
Mehlotra, R. K., Fujioka, H., Roepe, P. D., Janneh, O., Ursos, L. M., Jacobs-Lorena, V., McNamara, D. T., Bockarie, M. J., Kazura, J. W., Kyle, D. E., Fidock, D. A. e Zimmerman, P. A. (2001): Evolution of a unique *Plasmodium falciparum* chloroquine-resistance phenotype in association with pfcrt polymorphism in Papua New Guinea and South America. *Proc. Natl. Acad. Sci.* USA. 98: 12689-12694.
Meshnick, S. R., Taylor, T. E. e Kamchonwongpaisan, S. (1996): Artemisinin and the Anti-malarial Endoperoxides: from Herbal Remedy to Targeted Chemotherapy. *Microbiol. Rev.* 60: 301-315.
Miller, L. H., Roberts, T., Shahabuddin, M., McCutchan, T. F. (1993): Analysis of sequence diversity in the *Plasmodium falciparum* merozoite surface protein- 1 (MSP-

1). *Mol. Biochem. Parasitol.* 59(1): 1-14.

Mohamed, H. A. (2004). Estado da eficácia da cloroquina, sulfadoxina/pirimetamina e quinina contra a malária *falciparum* em Senner, Sudão. (Tese de doutoramento). Dep. de Zool. Fac. ofSci. U. of K.

Mohamed, A. O., Eltaib, E. H., Ahmed, O. A., Elamin, S. B. e Malik, E. M. (2006): A eficácia do artesunato-sulfadoxina-pirimetamina e do artemeter- lumefantrina no tratamento da malária *Plasmodium falciparum* não complicada, numa zona de baixa transmissão no centro do Sudão. *Ann. Trop. Med. Parasitol.* 100: 5-10.

Moore, D. V., e Lanier, J. E. (1961): Observações sobre duas infecções por *Plasmodiumfalciparum* com resposta anormal à cloroquina. *Ann. Jour. Trop.Med. Hyg.* 10: 59.

Programa Nacional de Controlo da Malária, Administração Nacional da Malária, Esquistossomose e Leishmaniose. Cartum, Ministério Federal da Saúde, Relatórios finais dos sítios sentinela 1997-2002.

Nontprasert, A., Pukrittayakamee, S., Nosten-Bertrand, M., Vanijanonta, S. e White, N. J. (2000): Estudos sobre a neurotoxicidade dos derivados orais da artemisinina em ratos. *Ann. Jour. Trop. Med. Hyg.* 62: 409-412.

Nzila, AM, Mberu, EK, Nduati, E, Ross A, Watkins, WM, Sibley, CH: (2002) A diversidade genética dos parasitas Plasmodium falciparum do Quénia não é afetada pela seleção de medicamentos antifolatos. *Int.Jour.Parasitol,* 32(12):1469-1476.

O'Neill, P. M., Bray, P. G., Hawley, S. R., Ward, S. A. e Park, B. K. (1998): 4-Aminoquinolines-Past, Present, and Future: A Chemical Perspective. *Pharmacol. Ther.* 77: 29-58.

Paul, R. E. L., Packer, M. J., Walmsley, M., Lagog, M., Ranford-Cartwright, L. C., Paru, R. e Day, K. P. 1(995): Mating patterns in malaria parasite populations of populations New Guinea. *Science.* 269: 1709-1711.

Peters, W. (1990): A prevenção da resistência aos medicamentos anti-maláricos. *Pharm. and therap.* 47: 497-508.

Peyei huffman, G., Jelinek T, Kilian, A., Kabagambe, G., Metzger, W. G, von Sonnenburg,F. (2001): Diversidade genética do *Plasmodium falciparum* e sua relação com a densidade do parasita numa área com diferentes endemias de malária no Uganda Ocidental. *Trop. Med. Int. Health.* 6(8):607-613.

Plowe, C. V. (2003): Monitoring anti-malarial drug resistance: making the most of the tools at hand. *Jour. Exp. Bio.* 206: 3745-3752.

Plowe, C. V., Doumbo, O. K., Djimde, A., Kayentao, K., Diourte, Y., Doumbo, S. N., Coulibaly, D., Thera, M., Wellems, T. E. e Diallo, D. A. (2001): Tratamento com cloroquina da malária não complicada *por Plasmodium falciparum* no Mali: resistência parasitológica versus eficácia terapêutica. *Ann.Jour. Trop. Med. Hyg.* 64: 242-246.

Price, R. N., Nosten, F., Luxemburger, C., van Vugt, M., Phaipun, L., Chongsuphajaisiddhi, T. e White, N. J. (1997): Artesunate/mefloquine treatment 0f multi-drug resistant falciparum malaria. Trans. *Roy. Soc. Trop. Med. Hyg.* 91: 574577.

Pukrittayakamee, S., Chantra, A., Vanijanonta, S., Clemens, R., Looareesuwan, S. e White, N. J. (2000): Therapeutic Responses to Quinine and Clindamycin in Multidrug-Resistant Falciparum Malaria. Antimicrob. *AgentsChemother.* 44: 23952398.

Ranford-Cartwright, L. C., Balfe, P., Carter, R. e Walliker, D. (1993): Frequency of cross-fertilisation in the human malaria parasite Plasmodium falciparum. Parasitology. 107: 11-18.

Ridley, R. G. (2002): Medical need, scientific opportunity and the drive for anti-malarial drugs. *Nature.* 415: 686-693.

Ringwald, P., e Basco, L. K. (1999): Comparação de testes de resistência in vivo e in vitro em pacientes tratados com cloroquina em Yaounde, Camarões. *Bula. OMS.* 77: 34-43.

Robert, A., Benoit-Vical, F., Dechy-Cabaret, O. e Meunier, B. (2001): Dos fármacos anti-maláricos clássicos aos novos compostos baseados no mecanismo de ação da artemisinina. *PureAppl. Chem.* 73 (7): 1173-1188.

Robert, F., Ntoumi, F., Angel, G., Candito, D., Rogier, C., Fandeur, T., Sarthou, J. L. e Mercereau-Puijalon, O. (1996). Extensa diversidade genética de isolados de Plasmodium falciparum recolhidos de pacientes com malária grave em Dakar, Senegal. *Trans.Roy.Soc.Trop.Med.Hyg.* 90(6):704-711.

Rosenthal, P. J. (2003): Anti-malarial drug discovery: old and new approaches. The *J.ofExperimBiolo*. 206: 3735-3744.

Smith T, Beck HP, Kitua A, Mwankusye S, Felger I, Fraser-Hurt N, Irion A, Alonso P, Teuscher, T., Tanner M. (1999): Dependência da idade da multiplicidade de infecções por *Plasmodium falciparum* e de outros índices malariológicos numa área de elevada endemicidade. *Trans.Roy.Soc.Trop.Med.Hyg.* 93 Suppl 1:15-20.

Smith, T., Felger, I., Tanner, M. e Beck, M. HP. (1999): Premunição na infeção por *Plasmodium falciparum*: percepções da epidemiologia de infecções múltiplas. *Trans.Roy.Soc. Trop.Med.Hyg.* 93 *Suppl* 1:59-64.

Smithuis, F., Kyaw, M.K, Phe. O, Aye, K. Z, Htet, L., Barends, M., Lindegardh, N., Singtoroj, T., Ashley, E., Lwin, S., Stepniewska, K. e White, N. J.(2006): Efficacy and effectiveness of dihydroartemisinin-piperaquine versus artesunate-mefloquine in *falciparum* malaria: an open label randomized comparison.Lancet , 367:2075-2085.

Smythe, J. A., Coppel, R. L., Brown, G. V., Ramasamy, R., Kemp, D. J. e Anders, R . F. (1988): Identificação de duas proteínas integrais de membrana de *Plasmodium falciparum. Proc. Nati. Acad. Sci.* USA. 85: 5195-5199.

Smythe, J. A., Coppel, R. L., Day, K. P., Martin, R. K., Oduola, A. M. J., Kemp, D. J. e Anders, R. F. (1991): Diversidade estrutural no antigénio de superfície 2 do merozoíto *de Plasmodium falciparum*. *Proc. Nati. Acad. Sci.* USA. 88:1751-1755.
Smythe, J. A., M. G. Peterson, R. L. Coppel, A. J. Saul, D. J. Kemp, e R. F.Stewart M. J, e J. P., Vandenberg. (1992): Análise microscópica eletrónica da formação de ensaios de proteínas circumsporozoítas por esporozóitos de malária deslizantes. *Jour..Protozool.*39:663-671.
Stivanello, M., E., Cavailler, P.e Cassano, F. (2004): Eficácia da cloroquina, Sulfadoxina-pirimetamina e amodiaquina para o tratamento da malária *Plasmodiumfalciparum* não complicada no condado de Kajo Keji, Sudão. *TropMedandInterHeal.* 9:975-980.
Ta, T., Hisam, S., Lanza, M., Jiram, A., Ismail, N. e Rubio, J. (2014): Primeiro caso de uma infeção humana naturalmente adquirida com *Plasmodium cynomolgi. Malar. J.* 13:68. ***Takala,*** S., Branch, O., Escalante, A. A., Kariuki, S., Wootton, J. e Lal, A. A. (2002): Evidence for intragenic recombination in *Plasmodium falciparum* : identification of a novel allele family in block 2 of merozoite surface protein-1: Asembo Bay Area Cohort Project XIV. *Mol. Biochem. Parasitol.* 125: (1-2). 163171.
Talisuna, A. O., Bloland, P. e D'Alessandro, U. (2004): History, Dynamics, and Public Health Importance of Malaria Parasite Resistance (História, Dinâmica e Importância para a Saúde Pública da Resistência do Parasita da Malária). *Clin. Microb. Rev.* 17 1: 235-254.
Theisen, M., Soe, S., Oeuvray, C., Thomas, A. W., Vuust, J., Danielsen, S., Jepsen, S . e Druilhe, P. (1998): A proteína rica em glutamato (GLURP) de *Plasmodium falciparum* é um alvo para a inibição mediada por monócitos e dependente de anticorpos de
crescimento do parasita *in vitro. InfectImmun.* 66: 11-7.
Van,D., Broek, IV., Gatkoi T, Lowoko, B., Nzila, A., Ochong, E.e Keus, K. (2003) Eficácia da cloroquina, da sulfadoxina-pirimetamina e da amodiaquina no tratamento da malária não complicada causada *por Plasmodium falciparum* no Alto Nilo, no Sul do Sudão. Trans.*Roy.Soc.*of TropMed.*Hyg.* 97:229-235.
Wahlgren, M. (1981): Chloroquine-resistant *falciparum* malaria in Madagascar and Kenya. Ann. *Trop. Med. Parasitol.* 75:367-373.
Watkins, W. M. e Mosobo, M. (1993): Treatment of *Plasmodium falciparum* malaria with pyrimethamine-sulphadoxine: selective pressure is a function of long elimination half-life. Trans. *Roy.* Soc. *Trop. Med. Hyg.* 87: 75-78.
Watkins, W. M., Mberu, E.K., Winstanley, P. A. e Plowe, C. V. (1997): A eficácia das combinações de antifolatos contra a malária em África: um modelo de previsão baseado em análises farmacodinâmicas e farmacocinéticas. *Para. Today.13:* 459-464.
Wernsdorfer, W. H. e Payne, D. (1991): A dinâmica da resistência aos

medicamentos em *Plasmodium falciparum.Pharmacol. Ther.* 50: 95-121.

White, N. J. (1997): Avaliação das propriedades farmacodinâmicas dos medicamentos anti-maláricos *invivo. Antimicro.AgentsandChemother.* 41: 1413-1422.

White, N. J. (1998b): Prevenir a resistência aos medicamentos anti-maláricos através de combinações.
D. Res. Actualizações. 1: 3-9.

Williams, T. N. (2006): Polimorfismos dos glóbulos vermelhos humanos e malária. *Curr. Opi. Microbiol.* 9 (4): 388-94.

Wongsrichanalai, C., Pickard, A. L., Wernsdorfer, W. H. e Meshnick, S. R. (2002): Epidemiology of drug-resistant malaria (Epidemiologia da malária resistente aos medicamentos). *Lancet. Infect. Dis.* 2: 209-218. **OMS** (1973): Chemotherapy of malaria and resistance to anti-malarials. Relatório de um grupo científico da OMS . Genebra, Série de Relatórios Técnicos da OMS, n.º 529.

OMS (2001a): The use of anti-malarial drugs. Relatório de uma consulta informal, 13-17.

OMS (2005): Malaria control today: Recomendações actuais da OMS. Departamento RBM.

OMS (2006): Diretrizes para o tratamento da malária ISBN 92-4-154694-8.

OMS (2009) Methods for surveillance of anti- malarial drug efficacy.

OMS (2010): Programa Mundial da Malária da OMS. Diretrizes para o tratamento da malária.

OMS(2012): Programa Mundial da Malária da OMS. Diretrizes para o tratamento da malária.

WWARN (2013): Rede Mundial de Resistência à Malária.

Zwetyenga, J., Rogier, C. Tall, A., Fontenille, D., Snounou, G., Trape,J.F. e Mercereau-Puijalon, O. (1998): No influence of age on Infection complexity and allelic distribution in Plasmodium falciparum infections in Ndiop, a Senegalese village with seasonal, mesoendemic malaria. *Ann.Jour. Trop. Med. Hyg.* 59(5):726-735.

Apêndices

Apêndice 1: Dose de Artiquick para adultos e crianças

Dosagens para comprimidos (Unidade: comprimido)

Age(yrs)	0 hrs	24 hrs
>=16	2	2
11-15	1½	1½
7-10	1	1

Dosagens para Granulados (Unidade: saqueta)

Age(yrs)	0 hr	24 hrs
5-6	2	2
3-4	1½	1½
1-2	1	1

Apêndice 2:

Protocolo de ensaio da OMS (1973 e 1996)

Sensível
Eliminação dos parasitas após o tratamento sem recrudescimento subsequente num período definido

Resposta clínica adequada (ACR) (i) Ausência de parasitemia no 14º dia, independentemente do estado febril, sem preencher previamente nenhum dos critérios para FTE ou LTF

(ii) Ausência de febre, independentemente da

estado de parasitemia sem preencher previamente qualquer dos critérios para FEF ou

Fracasso do tratamento precoce (FET)

(i) Sinais de perigo ou paludismo grave no dia do recrudescimento

Falha parasitológica da IR Eliminação inicial seguida de após o 7º dia

1, 2 ou 3 na presença de Parasitemia
(ii) Febre (temperatura axilar, >37,5°C) persiste no dia 2 e o parasita

é maior do que no momento do registo (densidade parasitária D0)

(iii) Febre e parasitemia no dia 3 falha tardia do tratamento (LTF)

(iv) A densidade de parasitas no dia 3 é >25% da densidade de parasitas do dia 0

Insucesso parasitológico RII
Redução da parasitemia no dia 2 para menos de 25% da parasitemia do dia 0, mas sem eliminação completa do dia 4 ao dia 14

(i) Sinais de perigo ou paludismo grave desenvolvem-se na presença de parasitemia em qualquer dia

do dia 4 ao dia 14 e, no entanto, o doente não pôde ser classificado como

(ii) Febre e parasitemia em qualquer dia FEF

Insucessos parasitológicos RIII
No dia 2, ou não há redução da parasitemia ou há uma redução para um nível igual ou superior a 25% da parasitemia do dia 0

Apêndice 3:

Orientações revistas da OMS para a avaliação da resposta ao tratamento (2002)

Falha de tratamento precoce (ETF): dias 0, 1, 2 e 3
Desenvolvimento de sinais de perigo ou paludismo grave nos dias 0-3 na presença de parasitemia
Parasitemia no dia 2 mais elevada do que no dia 0, independentemente da temperatura
Parasitemia no dia 3 com temperatura >37,5°C (axilar)
A parasitemia no dia 3 é >25% da contagem no dia 0

Insucesso clínico tardio, (LCF): dias 4 a 14 ou 28
Desenvolvimento de sinais de perigo ou de paludismo grave após o dia 3 na presença de parasitemia, sem preencher previamente qualquer dos critérios de fracasso do tratamento precoce
Temperatura >37,5°C (axilar), ou historial de febre nas últimas 24 horas, nos dias 4 a 14 ou 28 na presença de parasitemia, sem preencher previamente qualquer um dos critérios de insucesso precoce do tratamento

Falha parasitológica tardia (LPF): dias 7 a 14 ou 28
Presença de parasitemia em qualquer dia do dia 7 ao dia 14 ou 28, e temperatura < 37,5°C (axilar), sem ter previamente preenchido qualquer um dos critérios de fracasso precoce ou tardio do tratamento

Resposta clínica e parasitológica adequada (ACPR):
Ausência de parasitemia no 14º ou 28º dia, independentemente da temperatura, sem preencher previamente qualquer dos critérios de insucesso precoce ou tardio do tratamento.

Apêndice 4:

FORMULÁRIO EM PAPEL PARA REGISTOS DE ENSAIOS DE EFICÁCIA DE MEDICAMENTOS

<table>
<tr><td colspan="6">Country Province District Urbanization
Serial No: Address: Tribe/Sub trib:</td></tr>
<tr><td colspan="3">Donor Name (full):</td><td colspan="2">Guardian Name:
Mother's name:</td><td>Symptoms c/o
signs</td></tr>
<tr><td>Sex:</td><td>Weight (kg):</td><td>Age:
(M/Y)
Place"</td><td>Residence (How long):</td><td>Are parent related:</td><td>Drug being tested:
Total dose (mg base):</td></tr>
<tr><td colspan="6">Previous anti-malarials Drug Dose Urine test (drug) (concentration)</td></tr>
</table>

	D 0	D 1	D 2	D 3	D 4	D 5	D 6	D 7	D 8	D 9	D1 0	D1 1	D1 2	D1 3	D1 4	D2 1	D2 8
Date (D)																	
Danger signs																	
History of fever (last 24 hrs)																	
Previous medication																	
Aillary temperature																	
HaemoglobinHaema tocrit																	
Parasite count																	
Treatment (no. tabs)																	
Concomitant treatment																	
Reasons for exclusion or loss to f/up																	
Observations (doctor) (w, i)																	
Self assessment (b, s, wr)																	

Overall all assessment ETF LTF ACR Exclude Loss to f/up

Apêndice 5:

Materiais necessários para os métodos de extração de ADN-chelex.

- Sangue infetado sob a forma de manchas secas em papel de filtro (por exemplo, Whatman 3M).
- HCl 5M.
- 5M NaOH.
- 1 x PBS (esterilizado por autoclavagem).
- 1 x PBS/0,5% Saponina (esterilizado por autoclave).
- Solução de Chelex-100 (Bio-Rad) a 20% p/v em 1 x PBS (autoclavado).
- Água bidestilada (esterilizada por autoclave).
- Bisturi.
- Pinça (metálica, de preferência de ponta romba, por exemplo, pinça de membrana Millipore).
- Lenços de papel descartáveis.
- Um pedaço de vidro ou um azulejo de cerâmica liso para cortar.
- Tubos de microcentrífuga de 1,5 ml (esterilizados).
- Tubos de microcentrífuga de 0,5 ml (estéreis).
- Máquina PCR, bloco aquecido ou banho de água a ferver regulado para 100oC.
- Vortexer.
- Microcentrífuga.
- Pipetas (por exemplo, Gilson) e pontas (autoclavadas).

Apêndice 6:

Materiais e reagentes necessários para a PCR externa e nested PCR

- 10 x tampão PCR (normalmente fornecido pelo fabricante com a Taq polimerase; 500mM KCl, 100mM Tris-Cl, pH 8,8 1,5mM MgCl2).
- Taq DNA polimerase (5 unidades/µl).
- Trifosfatos de desoxirribonucleótidos dATP, dTTP, dCTP, dGTP (soluções a 100 mM).
- Outer Primers (consoante o gene que se pretende amplificar; ver quadro 2).
- Primers aninhados (consoante o gene que se pretende amplificar; ver quadro 2).
- Água destilada sem DNase (por exemplo, autoclavada).
- Óleo mineral, autoclavado (não é necessário se a máquina PCR tiver uma tampa aquecida).
- ADN de controlo de 3D7, Dd2, T9-94 (ou outros controlos adequados).
- ADN das amostras.
- Agarose multiusos.
- Tampão de eletroforese (1 x TBE ou 1 x TAE).
- Solução de brometo de etídio (10mg/ml).
- Tampão de carregamento do gel com azul de bromofenol.
- Marcador de peso molecular, por exemplo, escada de 100 pb.
- Tubos de microcentrífuga de 0,5 - de preferência com paredes finas.
- Máquina de PCR (de preferência com tampa quente, arrefecida por peltier).
- Microcentrífuga.
- Pipetadores (por exemplo, Gilson) e pontas autoclavadas.
- Aparelho de eletroforese em gel e unidade de alimentação.
- Transiluminador UV.
- Dispositivo de fotografia em gel (por exemplo, câmara Polaroid ou sistema de documentação em gel).

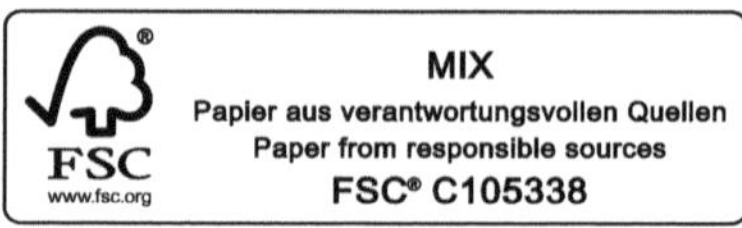

Printed by Books on Demand GmbH, Norderstedt / Germany